·大国医经典医案赏析系列·

喻嘉言

经典医案赏析

总主编　李家庚

主　编　李家庚

U0206380

中国医药科技出版社

内 容 提 要

喻昌（公元 1585～1664 年），字嘉言，别号西昌老人，江西新建人，明末清初著名医家。

本书以喻昌所撰写的《寓意草》、《（痘疹）生民切要》两本书籍为蓝本，对其中医案及医论进行赏析。用通俗易懂、简洁明了的语言，深刻阐释喻昌辨治思路，充分反映其学术思想，高度概括其临证经验。本书具有较高的学术价值，是中医院校师生及临床医生必备的参考书。

图书在版编目（CIP）数据

喻嘉言经典医案赏析/李家庚主编 . —北京：中国医药科技出版社，2015. 3
（大国医经典医案赏析系列）

ISBN 978 - 7 - 5067 - 7073 - 6

Ⅰ. ①喻…　Ⅱ. ①李…　Ⅲ. ①医案 - 汇编 - 中国 - 明代　Ⅳ. ①R249. 49

中国版本图书馆 CIP 数据核字（2014）第 246967 号

美术编辑　陈君杞

版式设计　郭小平

出版　中国医药科技出版社

地址　北京市海淀区文慧园北路甲 22 号

邮编　100082

电话　发行：010 - 62227427　邮购：010 - 62236938

网址　www. cmstp. com

规格　710 × 1020mm $^1/_{16}$

印张　13 $^1/_4$

字数　167 千字

版次　2015 年 3 月第 1 版

印次　2023 年 3 月第 2 次印刷

印刷　三河市航远印刷有限公司

经销　全国各地新华书店

书号　ISBN 978 - 7 - 5067 - 7073 - 6

定价　**32. 00 元**

本社图书如存在印装质量问题请与本社联系调换

前　言

　　医案，古时称为诊籍、脉案及方案，现在亦称为病案、案典。医案是中医临床实践的记录，体现了理法方药的具体运用。中医医案起源极早，其萌芽可追溯到周代，《左传》及先秦诸子著作中亦散在记载关于医家诊治疾病的过程，可视为医案之雏形。现存最早且记录比较完整的病案为淳于意的诊籍，每则载有患者姓氏、住址、职务、病名、脉象、治法及预后等内容，涉及内、外、伤、妇、儿各科病证，诊法以脉为主，兼有病机分析，治法有药物、针刺、熏洗等，用药或汤或丸或酒。秦汉以降，医学崇尚方书，直至隋唐五代，医案未能取得突破性发展。宋金元时期为医案空前发展的阶段，宋代许叔微的《伤寒九十论》，是我国现存最早的医案专著。该书将常见的伤寒病证方分为90种，每证一案。立案严谨，内容全面完整，且以《内经》、《难经》、《伤寒论》等经典著作为依据，对医案加以剖析，颇有启发。然纵览许多名家医案，其并非简单的诊疗纪实，也不同于一般的病历记录，而是取材于大量病案中的验案总结，蕴涵着医家心法和创意，反映了医家临床经验和学术特点，启迪思维，给人以智慧。因此，医案不仅是医学发展的奠基石，也是中医理论形成的最基本元素。

　　大国医是指在中医药历史发展过程中，具有较大声望和非凡中医造诣，对中医药事业发展具有推动作用的著名中医。《大国医经典医案赏析系列》，收集明清及民国时期著名中医医家如喻嘉言、尤在泾、叶天士、吴鞠通、程杏轩、王旭高、费伯雄、陈莲舫、张聿青、丁甘仁、张锡纯、曹颖甫、章次公等的经典医案，这13位医家均为当时名噪一时，并对后世影响深远的中医大家。丛书以各医家医案为分册，以临床各科常见疑难病为主题，内容涉及内、外、妇、儿等临床各科，选录医家具有较高临床价值的病案进行分析、辨别、评按。

　　总的编写原则：依据医家原病案体例，始录该医家原始病案，后对该病案进行赏析，重点揭示案例之精要，指明名医独特之学术思想、知常达变之诊治技巧和用药特色。力求使整个内容突出科学性、先进性、实用性，更进一步贴合临床。

　　是书由湖北中医药大学李家庚教授担任总主编，各分册主编聘请湖北中医药大学、湖北省中医院、武汉市中医院、华中科技大学协和医院、武汉大学人民医院、江汉大学、湖北省高等中医药专科学校等单位的知名中医药专家领衔。几经寒暑，焚膏继晷，数易其稿，终得完功。然因时间仓促，编者学识有限，古今语言差距，理解角度有别，难免挂一漏万，或有未合之处，尚祈学者不吝赐教，以便再版时修改。

大国医经典医案赏析系列编委会

2014 年 9 月 24 日于武昌

编者的话

喻昌（公元 1585～1664 年），字嘉言，别号西昌老人，江西新建人，明末清初著名医家，与张璐、吴谦一起被誉为清初三大名医。为了更好地发掘、传承祖国医学宝贵遗产，探究喻昌诊治疾病的思路与经验，为广大中医工作者临床辨治疾病提供有益参考和借鉴，特编写《喻嘉言经典医案赏析》一书。本书所选医案来自其所撰写的《寓意草》、《（痘疹）生民切要》两书。

《寓意草》撰于明崇祯十六年（公元 1643 年），该书收辑以内科杂病为主的疑难病案 60 余则，其医案议论纵横，议病议药，治多奇中，医论精辟周密，见解独特，不仅对当时医家有重要影响，在今天仍具有较高临床参考价值。

《（痘疹）生民切要》撰于清康熙三年（公元 1664 年），分上下两卷，较全面记载了痘疹的病因、辨证、治疗及预后等各个方面，尤其是辨证治疗讨论十分细致，可反映喻氏治疗痘疹及外感病学术思想，故选取其中医案 10 则。

本书以明崇祯十六年癸未（1643）刻本《寓意草》、清乾隆三十七年壬辰（1772）刻本《（痘疹）生民切要》为底本进行校注及赏析。因喻氏思想深受儒、道、佛三家影响，又通览诸子百家之书，诗文俱佳，旁征博引，涉及面广，故每篇医案均有【注释】，对案中疑难词句或典故进行注解；对议病议药、篇幅较长者，进行分段赏析，以方便读者学习；【赏析】部分，力求言简意赅，条理清晰，阐释辨治思路，概括其临证经验，总结其学术思想，以供临床中医师及中医学习研究者参考。

由于编者水平有限，不当或错误之处在所难免，恳请广大读者批评指正。

编者
2014 年 8 月

目　录

寓意草

（痘疹）生民切要

寓意草

案1　论金道宾真阳上脱之症

金道宾之诊，左尺脉和平，右尺脉如控弦、如贯索，上冲甚锐。予为之骇曰：是病枝叶未有害，本实先拨，必得之醉而使内也。曰：诚有之，但已绝欲三年，服人参斤许，迄今诸无所苦，惟闭目转盼，则身非己有，恍若离魂者然，不识可治与否？予曰：可治。再四令疏方，未知方中之意，归语门人，因请立案。予曰：凡人佳冶当前，贾勇以明得意，又助之以曲蘗，五脏翻覆，宗筋纵弛，百脉动摇，以供一时之乐，不知难为继也。尝有未离女躯，倾刻告殒者矣。是病之有今日者，幸也。绝欲三年，此丈夫之行，可收桑榆者。但不知能之不为乎，抑为之不能乎？不为者，一阳时生，斗柄尝运；不能者，相安于无事而已。夫人身之阴阳，相抱而不脱，是以百年有常，故阳欲上脱，阴下吸之，不能脱也；阴欲下脱，阳上吸之，不能脱也。即病能非一，阴阳时有亢战，旋必两协其平。惟大醉大劳，乱其常度，二气乘之脱离，所争不必其多，即寸中脱出一分，此一分便孤而无耦❶，便❷营魄不能自主。治法要在寻其罅漏而缄固之，断鳌立极，炼石补天❸，非饰说也。若不识病所，而博搜以冀弋获，虽日服人参，徒竭重赀，究鲜实益。盖上脱者，妄见妄闻，有如神灵；下脱者，不见不闻，有如聋瞶。上脱者，身轻快而汗多淋漓；下脱者，身重着而肉多青紫。昔有新贵人，马上扬扬得意，未及回寓，一笑而逝者，此上脱也。又有人寝而遭魇，身如被杖，九窍出血者，此下脱也。其有上下一时俱脱者，此则暴而又暴，不多经见者。其有左右相畸而脱者，左从上，右从下，魂升魄降同例也。但治分新久，药贵引用。新病者，阴阳相乖，补偏救弊，宜用其偏；久病者，阴阳渐入，扶元养正，宜用其平。若久病误以重药投之，转增其竭绝耳。引用之法：上脱者，用七分阳药，三分阴药而夜服，从阴以引其阳；下脱者，用七分阴药，三分阳药而昼服，从阳以引其阴。引之又引，阴阳忽不觉其相抱，虽登高临深无所恐，发表攻里无所伤矣。经云：阴平阳秘，精神乃治，正谓此也。善调者，使坎中之真阳上升，则周身之气，如冬至一阳初生，便葭管飞灰❹，天地翕然从其阳；使离中之真阴下降，则周身之气，如夏至一阴初生，便蔘蜩❺送应，天地翕然从其阴。是身中原有大药，岂区区草木所能方其万一者耶。

胡卣臣先生曰：言脱微矣，言治脱更微。盖天地其犹橐龠❻，理固然也。

【注释】

❶耦：同偶。

❷便：豫注本作"使"。

❸断鳌立极，炼石补天：典出"女娲补天"神话，"女娲氏炼五色石以补苍天，断鳌足以立四极"。

❹葭（jiā）管飞灰：古人烧苇膜成灰，置于律管中，放密室内，以占气候。某一节候到，某律管中葭灰即飞出，示该节候已到。

❺蔘蜩（yāo tiáo）：蔘，草名。蜩，蝉。

❻橐龠（tuó yuè）：橐，鼓风吹火器；龠，古代乐器，形状像笛，引申为管子。橐龠，古代冶炼鼓风的器具。此处借橐龠鼓风，须顺其自然，说明脱与治脱之理。

【赏析】

上段论本病之成因及机制。患者"右尺脉如控弦，如贯索，上冲甚锐"，是右尺弦紧。喻氏认为右尺以候肾、小肠、三焦，"心移热于小肠……小肠当候之于右尺，以火从火也……三焦属火，亦候于右肾"（《医门法律·一明切脉之法》），《脉诀汇辨》言"右尺见长，相火专冷"，《脉理求真》言"长脉……长而和缓，方为无病，……内损，则为阴气不足而脉上盛"。此案脉弦长而"上冲甚锐"，无柔和之象，主阴不制阳，肾精不足。喻氏断为病起于"醉而使内也"，"五脏翻覆，宗筋纵弛，百脉动摇"，发为此病。

历代医家均认为酗酒、纵欲对养生和健康不利。因酒为"水谷之精，熟谷之液"，少饮可"和血行气，壮神御寒，消愁遣兴"；但其性辛温，气盛而慓悍，过饮无度，则"伤神耗血，损胃亡精，生痰动火"(《本草纲目》)，尤其是醉后行房，危害更大。早在《素问·上古天真论第一》即言"醉以入房，以欲竭其精，以耗散其真，不知持满，不时御神，务快其心，逆于生乐，起居无常"，是人们"半百而衰"的原因，而《灵枢·百病始生》中"醉以入房，法出当风伤脾"，《素问·厥论》"气聚于脾不得散，酒气与谷气相薄，热盛于中"而伤脾，孙思邈"醉不可以接房，醉饱交接，小者面黯，咳喘，大者伤绝脏脉，损命"(《备急千金要方·道林养性》)，宋·李鹏飞《三元参赞延寿书》"大醉入房，气竭肝伤，丈夫则精液衰少，阴萎不起，女子则月事衰微，恶血淹留，生恶疮"均是对醉以入房的病机和后果的进一步深入解释。对于此类患者，治疗上首当节欲保精，故喻氏言其"绝欲三年"是"失于东隅，收之桑榆"之幸事。

喻氏在本案中还论述了人体阴阳的相互依存、互根互用的关系，及在治疗上的应用。《素问·阴阳应象大论》中"从阴引阳，从阳引阴"虽是言针灸取穴之法，但亦可用于处方用药。用于针灸治疗中，一是指阴经的病证针刺其相表里的阳经，阳经的病证针刺其相表里的阴经；二是五脏病证可取其相应的背腧穴治疗，六腑病证可取其胸腹部相应的募穴针刺治疗；三是根据病位的上下或左右以上病下取，下病上取，或左病右取，右病左取。俞氏所用之上脱者七阳三阴夜服，下脱七阴三阳昼服，即是此例。正如张景岳所言："善补阳者，必于阴中求阳，则阳得阴助而生化无穷；善补阴者，必于阳中求阴，则阴得阳升而泉源不竭"(《类经附翼·求正录·大宝论》)、"阳失阴而离者，不补阴何以收散亡之气？水失火而败者，不补火何以苏垂寂之阴？此又阴阳相济之妙用也"(《类经·阴阳类》)、"求汗于血，生气于精，从阳引阴；又如引火归元，纳气归肾，从阴引阳。此即水中取火，火中取水之义”（《景岳全书·传忠录·阴阳篇》），与叶天士《临证指南医案》中所言"加阳之中，必佐阴药；摄阴之内，兼顾阳气。务使阳潜阴固"均表达了同样的观点。张氏并进一步解释说"夫汗本乎血，由乎营也……未有营气虚而汗能达者"（《景岳全书·论汗》）。临床上寓补气益气于填精养血法中，治疗气虚者，多从补脾补精入手（生气于精）；《伤寒论》服桂枝汤啜粥以助汗源，则因血汗同源，精气互化，故可"从阳引阴"，即从阴分的营血、阴精，产生为汗与气，养精血而使阳气生化有源。阴阳互根，虚喘欲脱，阴虚于下，阳脱于上，虚阳外越，则治必填补真阴，从阴引阳，真阳方可下潜，故引火归元、纳气归肾体现了"从阴引阳"的治则。言服药时间上，上脱者夜服，下脱者昼服，盖因阳气上脱，夜则阳气入阴，配以温阳药可引上脱之阳下潜于阴；阴欲下脱，昼则阴气出阴，配养阴可药引下脱之阴上交于阳。利用"天人相应"，及机体昼夜阴阳的规律性变化"从阳引阴，从阴引阳"以增强疗效，有参考价值。

治则上除应分清阴阳外，还当辨病程长短及虚实。一般新病多正盛邪实，故当祛邪为主，用药剂量宜大，以求效速，故言"补偏救弊，宜用其偏"；久病多正虚邪恋，治宜扶正为主，剂量宜小，用药时间较长，故言"扶元养正，宜用其平"。

案2　金道宾后案

金道宾前案，次年始见而问治焉。今再伸治法。夫道宾之病，真阳上脱之病也。真阳者，父母构精时一点真气，结为露水小珠，而成胎之本也。故胎在母腹，先结两岐，即两肾也。肾为水脏，而真阳居于其中，在《易》坎中之阳为真阳，即此义也。真阳既以肾为窟宅，而潜伏水中，凝然不动，嘿❶与一身相管摄，是以足供百年之用。惟夫纵欲无度，肾水日竭，真阳之面目始露。夫阳者，亲上者也。至于露则魄汗淋漓，目中有光，面如渥丹❷，其飞扬屑越❸，孰从把握之哉？所为❹神魂飘荡，三年未有宁宇也。故每岁至冬而发，至春转剧。盖无以为冬水收藏之本，无以为春木发生之基。以故腰脊牵强，督脉缩而不舒，且眩掉动摇，有风之象，总由自伐其生生之根耳。夫生长化收藏之运，有一不称其职，便为不治之症。今奉藏者少，奉生者更少，为不治无疑矣。而仆断为可治者，以有法治之也。且再经寒暑，阴阳有渐入之机，而验之人事，三年间如处绝域，居围城，莫必旦夕之命，得于惩创者必深，夫是以知其可治也。初以煎剂治之，剂中兼用三法：一者以涩固脱，一者以重治怯，一者以补理虚。缘真阳散越于外，如求亡子，不得不多方图之。服之果获大效。于是为外迎之法以导之，更进而治其本焉。治本一法，实有鬼神不觑之机，未可以言语形容者，姑以格物之理明之。畜鱼千头者，必置介类于池中，不则其鱼乘雷雨而冉冉腾散。盖鱼虽潜物，而性乐于动，以介类沉重下伏之物，而引鱼之潜伏不动，同气相求，理通玄奥也。故治真阳之飞腾屑越，不以鼋鳖之类引之下伏，不能也。此义直与奠玄圭❺而告平成，施八索以维地脉❻，同符合撰。前案中所谓断鳌立极，早已言之矣。然此法不可渎❼也，渎则鱼乱于下矣。其次用半引半收之法，又其次用大封大固之法。封固之法，世虽无传，先贤多有解其旨者。观其命方之名，有云三才封髓丸者，有云金锁正元丹者，封锁真阳，不使外越，意自显然，先得我心之同矣。前江鼎翁公祖案中，盏中加油，则灯愈明；炉中覆灰，则火不息之说，亦早已言之矣。诚使真阳复返其宅，而凝然与真阴相恋，然后清明在躬，百年尝保无患。然道宾之病，始于溺情，今虽小愈，倘无以大夺其情❽，势必为情所坏。惟是积精以自刚，积气以自卫，积神以自王❾，再加千日❿之把持，庶乎参天之干，非斧斤所能骤伤者。若以其时之久而难于需耐⓫也，彼立功异域，啮雪虏庭，白首始得生还⓬者，夫独非人也欤哉！前案中以绝欲三年为丈夫行，可收桑榆⓭者，亦早已言之矣。今以药石生之，更不得不以苦言继之。仆不自度量，辄以一苇障狂澜也，其能乎否耶？

胡卣臣先生曰：妙理微机，一经抽发，真有一弹而三日乐，一徽⓮而终日悲者。

【注释】

❶嘿：同"默"。

❷渥（wò）丹：渥，光泽。渥丹，润泽光艳的朱砂。

❸屑越：轻易捐弃；糟踏。此指阳气散越。

❹所为：豫注本作"所谓"。

❺玄圭：亦作"玄珪"。原指一种黑色的玉器，上尖下方，古代用以赏赐建立特殊功绩的人，引申为特大功业。

❻施八索以维地脉：八索，古书名，后代多以指称古代典籍或八卦；地脉，地的脉络、地势。本句指用八卦来维系指示地的方向位置，引申为确定治疗方法。

❼渎：轻慢，轻率。

❽夺情：原指官员丧期未满，应诏除去丧服，出任官职，意为国家夺去了孝亲之情。因古礼父母丧应守丧三年，官员须停职。此处指节欲，节制男女之情。

❾王：通"旺"。

❿千日：一本作"平日"。

⓫需耐：需，等待。等待忍耐。

⓬啮雪虏庭，白首始得生还：指西汉苏武出使匈奴被扣留十九年，坚贞不屈，至死不降，甚至嚼雪吞毡以止渴充饥的典故，其壮年出使，回国时已须发尽白。此处借以说明须坚定意志，保精节欲。

⓭桑榆：桑树与榆树，又因日落时光照桑榆树端，故可指日暮。此处借"失之东隅，收之桑榆"典故，说明初虽有失而终得补偿。东隅，日所出处。

⓮徽：束缚、捆绑。

【赏析】

本案承上案言明节欲保精的重要性。肾为先天之本，肾中所藏之精是构成人体和维持人体生命活动的基本物质，能养血生髓主骨，生天癸，化生元气，其盛衰与人的生、长、壮、老、已生命过程密切相关。故《千金要方》言"凡精少则病，精尽则死"，清·王上达《济生集·卷一·广嗣论》中"木有根则荣，根绝则枯；鱼有水则活，水涸则死；灯有油则明，油尽则灭"对此进行了形象的类比。若纵欲无度，除可出现前案中阴虚阳亢化风之候外，甚则可出现"露则魄汗淋漓，目中有光，面如渥丹，其飞扬屑越"之虚阳浮越之危象。喻氏论此病，急则治标，缓则治本。治标之法，"一者以涩固脱，一者以重治怯"；治本之法，主"以补理虚"。故喻氏用"从阴引阳"法，以介类潜阳，"引之下伏"，"封固真阳"。若见效，则可用"半引半收之法"，最后用"大封大固之法"，药用三才封髓丸、金锁正元丹等。治疗时需注意，大封大固，"断鳌立极"，温补滋填法不可滥用，亦不可用之过早，否则"渎则鱼乱于下矣"。本案中金某三年不愈，除由其"醉而使内"引起外，可能还与服"人参斤许"有关。肾虚精伤，不填精益肾养阴，反用人参斤许峻补益气，气属阳，易使风阳上扰，阳盛于上而出现前症。

后面再次强调，治疗本病，节欲保精与正确的药物治疗相配合，方为正途，不可偏废一方。此亦是中医治疗与起居情志调养相结合的思想体现。

案3　辨袁仲卿小男死证再生奇验并详诲门人

袁仲卿乃❶郎，入水捉蝤蛑❷为戏，偶仆水中，家人救出，少顷大热呻吟。诸小儿医，以镇惊清热合成丸散与服。二日遂至昏迷不醒，胸高三寸，颈软，头往侧倒，气已垂绝，万无生理。再四求余往视。诊其脉，止似蛛丝，过指全无。以汤二茶匙，滴入口中，微有吞意。谓之曰：吾从来不惧外症之重，但脉已无根，不可救矣。一赵姓医曰：鼻如烟煤，肺气已绝，纵有神丹，不可复活。余曰：此儿受症，何至此极！主人及客俱请稍远，待吾一人独坐，静筹其故。良久曰：得之矣！其父且惊且喜，医者愿闻其说。余曰：惊风一症，乃前人凿空妄谭❸，后之小儿受其害者，不知几千百亿兆。昔与余乡幼科争论，殊无证据，后见方中行先生《伤寒条辨》❹后附痉书一册，颛❺言其事，始知昔贤先得我心，于道为不孤。如此症因惊而得，其实跌仆水中，感冷湿之气,为外感发热之病;其食物在胃中者,因而不化,当比夹食伤寒例,用五积散治之。医者不明,以金石寒冷药,镇坠外邪,深入脏腑,神识因而不清;其食停胃中者,得寒凉而不运,所进之药,皆在胃口之上,不能透入,转积转多,以致胸高而突,宜以理中药,运转前药。倘得症减脉出,然后从伤寒门用药,尚有生理。医者曰:鼻如烟煤,肺气已绝,而用理中,得毋重其绝乎?余曰:所以独坐沉思者,正为此耳。盖烟煤不过大肠燥结之征,若果肺绝,当汗出大喘,何得身热无汗?又何得胸高而气不逼,且鼻准有微润耶?此余之所以望其有生也。于是煎理中汤一盏与服,灌入喉中,大爆❻一口,果然从前二日所受之药,一齐俱出,胸突顿平,颈亦稍硬,但脉仍不出,人亦不苏。余曰:其事已验,即是转机。此为食之未动,关窍堵塞之故。再灌前药些少❼,热已渐退,症复递减。乃从伤寒下例,以玄明粉一味化水,连灌三次,以开其大肠之燥结,是夜下黑粪甚多。次早忽言一声云:我要酒吃。此后尚不知人事,以生津药频灌,一日而苏。

胡卣臣先生曰:惊风一症,小儿生死大关,孰知其为外感耶!习幼科者,才❽虚心领会此案,便可免乎殃咎,若骇为异说,则造孽无极矣。

【注释】

❶乃:他的。

❷彭蜞(péng qí):亦作"蟛蜞",又名"螃蜞"。螃蟹的一种,身体小,常见的头胸甲略呈方形。穴居海边或江河口泥岸。

❸谭:通"谈"。

❹方中行先生《伤寒条辨》:即明·方有执之《伤寒论条辨》。

❺颛(zhuān):同"专"。

❻大爆:猛然炸裂并发出响声,此指大吐。

❼些少:少许,一点儿。

❽才:表示只有在某种条件下或由于某种原因、目的而能怎么样。如《晋书·谢混传》:"才小富贵,便豫人家事"。此处可作只有、必须。

【赏析】

本案说明了仔细辨证与辨证求因的重要性。案中小儿高热神昏，颈软头倾，鼻如烟煤，且脉已无根，似为热极生风，肺气将绝之候，清·汪宏《望诊遵经》有"鼻如烟煤者，肺绝也；鼻孔黑燥无涕者，肺绝也"之语。但喻氏独具慧眼，认为"若果肺绝，当汗出大喘，何得身热无汗？又何得胸高而气不逼，且鼻准有微润耶"，故断为"不过大肠燥结"。加之"胸高三寸"而"气不逼"，非为肺绝，当有实邪阻滞胸中，结合患儿用镇惊清热药二日后病反更重，断为"挟食伤寒"，误用金石寒凉药所致。盖跌仆水中，感受寒凉冷湿之气，营卫不调，发为外感发热；小儿脾胃娇弱，脾常不足，易于运化失职，外感热病多兼食滞挟湿，治当解表散寒，温中消积，方用五积散。方中麻黄、白芷、生姜解表散寒；干姜、肉桂温中散寒；苍术、厚朴燥湿健脾，消食温中；桔梗、枳壳宣肺降气；半夏、茯苓、陈皮理气健脾化痰；当归、川芎、芍药养血活血；甘草和中。前医不明，以清热镇惊药治之，清热寒凉之品，冰伏其邪，闭门留寇；镇惊安神熄风止痉之品，多为咸寒之金石药，伤阳败胃，镇坠外邪，传变于里，使病情加重，痰食积滞更甚，停于膈上，故见"胸高三寸"；痰停胸脘，内扰于心，故昏迷；中焦不运，上焦壅滞，故气息垂绝；上部经脉失养，故颈软头倾；其脉如蛛丝，当与痰厥之瓜蒂散证"脉乍紧"病机相类（《伤寒论》第355条），为实邪内阻，气血流行不畅；鼻如烟煤，为寒郁化热。本证邪不外达，外闭内壅，更见神志不清，已属危重。

喻氏除慧眼识证外，更是独具匠心，以理中法"开闭"。因本证之关键即在于上下内外之气机闭阻，而脾胃位于中焦，为气机升降之枢纽，以理中汤温运中焦，促进脾胃机能运转，气机升降复常，中焦闭塞得以疏通，故服后食积得吐，患儿生机得现，热退症减。然肠中燥结未解，继用一味元明粉（芒硝），泻下肠中积滞，兼泻热润燥，后以生津药频灌而收功。

理中汤本非吐剂，本案服后出现呕吐者，乃中焦得以温运，脾升胃降之机得复,正气得以自主驱邪外出的表现,所谓"其高者,因而越之"即是。与《伤寒论》76条栀子豉汤类方服后出现呕吐机理相类。

门人问曰:惊风一证,虽不见于古典,然相传几千百年。吾师虽辟其谬,顽钝辈尚不能无疑,请明辨之,以开聋聩。答曰:此问亦不可少,吾为子辈大破其惑,因以破天下后世之惑。盖小儿初生,以及童幼,肌肉筋骨,脏腑血脉,俱未充长。阳则有余,阴则不足,不比七尺之躯,阴阳交盛也。惟阴不足阳有余,故身内易至于生热,热盛则生痰生风生惊,亦所恒有。设当日直以四字立名,曰热痰风惊,则后人不炫❶。因四字不便立名,乃节去二字,以惊字领头,风字煞尾。后人不解,遂以为奇特之病也。且谓此病有八候,以其头摇手劲❷也,而立抽掣之名;以其卒口噤、脚挛急也,而立目邪心乱搐搦之名;以其脊强背反也,而立角弓反张之名。相传既久,不知其妄造,遇见此等证出,无不以为奇特。而不知小儿之腠理未密,易于感冒风寒。风寒中人,必先中入太阳经。太阳之脉,起于目内眦,上额交巅入脑,还出,别下项,挟脊抵腰中,是以病则筋脉牵强。因筋脉牵强,生出抽掣搐搦、角弓反张,种种不通名目。而用金石药镇坠,外邪深入脏腑,千中千死,万中万死。间有体坚证轻得愈者,又诧❸为再造奇功。遂至各守颛门❹,虽日杀数儿,不自知其罪矣!百年之内,千里之远,出一二明哲,终不能一一尽剖疑关。如方书中有云,小儿八岁以前无伤寒。此等胡言,竟出自高明,偏足为惊风之说树帜。曾❺不思小儿不耐伤寒,初传太阳一经,早已身强汗多,筋脉牵动,人事昏沉,势已极于本经,汤药乱投,死亡接踵,何繇❻见其传经解散耶?此所以误言小儿无伤寒也。不知小儿易于外感,易于发热,伤寒为独多,世所妄称为惊风者,即是也。小儿伤寒,要在三日内即愈为贵,若待经尽方解,必不能耐矣。又刚痓无汗,柔痓有汗,小儿刚痓少,柔痓多。世医见其汗出不止,神昏不醒,往往以慢惊风症为名,而用参、芪、术、附等药,闭其腠理。热邪不得外越,亦为大害,但比金石药为差减耳。所以凡治小儿之热,但当彻其出表,不当固其入里也。仲景原有桂枝法,若舍而不用,从事东垣内伤为治,毫厘千里,最宜详细。又新产妇人,去血过多,阴虚阳盛,其感冒发热，原与小儿无别，医者相传，称为产后惊风，尤堪笑破口颊。要知吾辟❼惊风之说，非谓无惊病也。小儿气怯神弱，凡遇异形异声，骤然跌仆，皆生惊怖，其候面青粪青，多烦多哭。尝过于分别❽，不比热邪塞窍，神识昏迷，对面撞钟放铳，全然不闻者。细详勘验，自识惊风凿空❾之谬。子辈既游吾门，日引光明胜义，洗濯肺肠，忽然灵悟顿开，便与饮上池❿无二。若但于言下索解，则不能尽传者多矣。

【注释】

❶炫：迷惑，惑乱。

❷手劲：当为"手痉"，即手痉挛。

❸诧：夸耀。

❹颛（zhuān）门：颛，通"专"。颛门，谓独立门户，自成一家。

❺曾：副词，竟，乃。

❻繇（yóu）：通"由"。

❼辟：驳斥，排除之意。如辟谣。

❽分别：妄加区分。

❾凿空：凭空无据；穿凿。

❿上池：即上池水。指凌空承取或取之于竹木上的雨露或未曾沾地之露水。典出《史记·扁鹊仓公列传》："（长桑君）乃出其怀中药予扁鹊：'饮是以上池之水三十日，当知物矣'"。司马贞《索隐》："案：旧说云上池水谓水未至地，盖承取露及竹木上水，取之以和药。"

【赏析】

本段以门人问答的形式，阐明喻氏对小儿惊风的辨治观点。其认为小儿体质上"肌肉筋骨，脏腑血脉，俱未充长。阳则有余，阴则不足"，其腠表薄弱，外邪易犯，反复强调"小儿易于外感，易于发热，伤寒为独多"，从而批评了当时流传的"小儿八岁以前无伤寒"的偏见。缘于以上体质特点，故小儿患热病，每易出现惊风抽搐等证，并引《伤寒论条辨·痉书或问》中所言

"惊风痰热"四字为病理。喻氏认为其实则为小儿伤寒，热病致痉，应属刚痉与柔痉范畴，反对乱用金石镇坠，引邪深入；以及浪投参芪术附之温补，补益留邪，这种观点对于针砭当时医生的时弊有其现实意义，但仍略显偏颇。喻氏认为以金石药治小儿惊风，"千中千死，万中万死"，即使痉愈亦为证轻侥幸，此言当辩证看待。因小儿惊风有急惊风亦有慢惊风，有寒亦有热，有虚亦有实，有外感亦有内伤，于外感者喻氏所言自当慎用，但若果属高热神昏、热极生风者，或脾肾阳虚，阴寒内盛者，则当必用。且后世医疗发展，温病学派逐渐成熟，紫雪丹、至宝丹、安宫牛黄丸等药使得治温病高热痉厥的成功率大为提高。唯使用时当照顾小儿"稚阴稚阳"、"脏腑娇嫩，形气未充"、"脏气清灵"的特点，不可过用滥用。正如清·吴瑭《温病条辨·卷六·儿科总论》中所说"其脏腑薄，藩篱疏，易于传变"、"其用药也，稍呆则滞，稍重则伤"。

惊风一证在唐代以前，多与痫证混称，称为"惊痫"，后逐渐析为惊风、癫痫、惊悸三证。以后惊风又分为急惊、慢惊。明·方有执《伤寒论条辨·痉书或问》中认为，惊风即是《伤寒论》之痉病，不应再立惊风名目，贻误后人。清代喻嘉言与夏鼎、吴瑭等皆从其说，在本章中上述观点得以体现。但对此观点我们应一分为二地辩证看待。一方面，喻氏提出对外感（风寒）致病，当祛风散寒，从伤寒论治，这对于当时的滥用金石、浪投温补之时弊有针砭之益。盖惊风，尤其是急惊风，往往是许多危重病的早期表现，若不及时寻找病因，治疗原发病，只控制抽风，效果不佳，甚则危及生命。另一方面，惊风是儿科常见证候之一，其病名亦有存在的意义，不应一概否认。但在当时，关于小儿惊风的名目繁多，确有简化的必要。

门人又问曰：伤寒原有一表一里之法，今谓热邪当从表出，不当令其深入，则里药全在所摈❶矣，岂于古法有未合欤？答曰：此问亦不可少，古法甚明，但后人卤莽❷不悟耳。盖人身一个壳子，包着脏腑在内，从壳子上论，即骨亦表；而从近壳子处论，即膀胱尾闾之间，亦出表之路也。在外以皮毛为表之表，在内以大小孔道为里之表，总驱热邪从外出也。惟有五脏之间，精神魂魄，意之所居，乃真谓之里，而不可令外邪深入耳。如盗至人家，近大门则驱从大门出，近后门则驱从后门出，正不使其深入而得窥寝室耳。若盗未至后门，必欲驱至；及已至后门，必欲驱从大门出，皆非自全之道也。试观心肺脾肝肾之内，并无血脉、皮毛、肌肉、筋骨也，而所主者，乃在外之血脉、皮毛、肌肉、筋骨，则安得以在外者，即名为里耶！所以伤寒之邪入内，有传腑传脏之不同，而传腑复有浅深之不同。胃之腑外主肌肉，而近大门，故可施解肌之法；内通大小肠，而近后门，故间有可下之法。至胆之腑，则深藏肝叶，乃寝室之内，去前后门俱远，故汗下两有不宜，但从和解而已。若传至三阴，则已舍大门而逼近寝室，设无他症牵制，惟有大开后门，极力攻之，使从大便出耳。今之治伤寒者，误以包脏腑之壳子分表里，故动辄乖错。诚知五脏深藏于壳内，而分主在外之血脉、皮毛、肌肉、筋骨也。胸中了然矣。

【注释】

❶摈（bìn）：排除，抛弃。

❷卤莽：卤，通"鲁"。卤莽，即鲁莽。

【赏析】

喻氏治小儿惊风，立论偏重于表，并详细举例类比说明。其将驱邪比作驱盗，盗贼近大门则从大门驱出，近后门则从后门驱出；前后门者，血脉、皮毛、肌肉、筋骨之类也。邪入脏腑，如同贼入内室，可经由各脏腑所主的血脉、皮毛、肌肉、筋骨及与之相通的大小孔窍驱邪而出，如入胃腑可以解肌，病在肠道可用下法，邪入胆腑治以和解。此论实为《素问·阴阳应象大论》中"其高者，因而越之；其下者，引而竭之；中满者，泻之于内；其有邪者，渍形以为汗；其在皮者，汗而发之"，因势利导驱邪外出的另一注脚。

喻氏在幼科上提出的"开门逐盗"之见，为后世诸多医家所推崇，如清代夏禹铸《幼科铁镜》曰："治病不可关门杀贼，藏府之病，必有贼邪，或自外出，或自内成。祛贼不寻去路，以致内伏，是为关门杀贼。如伤寒贼由外入，法宜表散；心火贼自内成，清利为先。……是知降心火而不利小便，除肺热而不引大肠，治风热而不发表，夹食而不导消，痢初起而不通利，疟始发而遽用截方，凡此皆关门之弊；不第不能杀贼，而五脏六腑，无地不受其蹂躏，则闭门之害，可胜道哉。"此与《伤寒论》中第141条之意相符，其中"病在阳，应以汗解之，反以冷水潠之，若灌之，其热被劫不得去，弥更益烦，肉上粟起……"即是言玄府被冷水寒邪所闭，邪不外泄，阳气被郁，病邪传里之证。现代中医儿科泰斗董廷瑶教授亦言，热病的"开门逐盗"是使病邪找到出路，也就截断了疾病向纵深发展的途径，防止了疾病的传变。"若驱贼不给出路，关门与之斗，即使贼败，能不损及器具（脏器与正气）乎？设或不胜，则成两败俱伤，甚或反被贼害，祸莫大焉！故曰'治热病不可关门杀贼也'。"

但其对邪入三阴及脑之相关疾病的论述并不全面，临床上需仔细辨证。喻氏认为，邪入三阴当"大开后门，极力攻之，使从大便出"，仅适用于少阴三急下之类；若属阳衰阴盛，下利清谷，或厥阴寒热错杂久利，自不可用。

门人又问曰：获闻躯壳包乎五脏，奉之为主之海，心地顿开，但尚有一疑，不识人身之头，奉何脏为主耶？答曰：头为一身之元首，穹然❶居上，乃主脏而不奉脏者也。虽目通肝，耳通肾，鼻通肺，口通脾，舌通心，不过借之为户牖❷，不得而主之也。其所主之脏，则以头之外壳包藏脑髓。脑为髓之海，主统一身骨中之精髓。以故老人髓减，即头倾视深也。《内经》原有九脏之说，五脏加脑髓、骨脉、胆、女子胞，神脏五，形脏四，共合为九。岂非脑之自为一脏之主耶？吾谓脑之中虽不藏神，而脑之上为天门，身中万神集会之所。泥丸❸一宫，所谓上八景❹也。惟致虚之极者，始能冥漠上通。子辈奈何妄问所主耶？凡伤寒显头痛之证者，用轻清药彻其邪从上出，所谓表也。用搐鼻药搐去脑中黄水，所谓里也。若热已平复，当虑热邪未尽，用下药时，大黄必须酒浸，藉❺酒力以上达，所谓鸟巢高巅，射而取之❻之法也。今世治大头瘟一证，皆从身之躯壳分表里，不从头之躯壳分表里，是以死亡莫救。诚知脑之自为一脏，而颛力以攻之，思过半矣。

【注释】

❶ 穹（qióng）然：隆起的样子。亦指高。

❷ 户牖（yǒu）：窗户。

❸ 泥丸：即泥丸宫，为道教内丹术语。内丹派认为人们头脑中有九宫，泥丸宫为九宫之一，为人体之神所会聚的地方。指脑或脑神，亦有称百会为泥丸者。

❹ 上八景：道教用语。《云笈七籖》八景为八采之景色，以三元五行为八景，如"紫凤赤书，八景晨图"。上八景指极上极高之处。

❺ 藉：同"借"。

❻ 鸟巢高巅，射而取之：指鸟巢在山顶上，要用射箭的方法才能取到。借指头面部的疾患，宜用升散之品，勿过用苦降。

【赏析】

本段承上节论"开门揖盗"在头面部的应用，并论头与五脏官窍、及骨髓的关系。

正如李东垣所言："颠顶之上，惟风可到"，尤在泾亦说："风热上甚，头痛不已，如鸟巢高巅，宜射而去之"，外感头痛多与外邪相关，当治以辛散为主；病位在头，应选轻扬之品，疏散风邪，佐以缓痛，兼清头目。"鸟巢高巅，射而取之"亦称为"鸟集高巅，射而取之"，出于《名医类案·卷二·火热篇》中，记载李东垣治"参政年近七十，春间，病面颜郁赤，若饮酒状，痰稠黏，时眩晕，如在风云中，又加目视不明，遂归。李诊两寸脉洪大，尺弦细无力，此上热下寒明矣。欲药之寒凉，为高年气弱不任。记先师所论，凡治上焦，譬犹鸟集高巅，射而取之。即以三棱针于巅前眉际，疾刺二十余，出紫黑血约二合，许时，觉头目清利，诸苦皆去，自后不复作"。对此上热下寒证，因患者年迈体弱不耐寒凉之品，故以刺络放血泄热祛邪。此处引用该句以说明酒制大黄之功效。《先醒斋医学广笔记》治头痛验方，用黄芩、制大黄二味，俱酒炒，研成细末，浓茶汁送服，亦与此意同，临床用之多验。

其实，用轻清药祛风散邪治疗表证头痛，用搐鼻法去黄水治疗里证（湿热）头痛、寒闭，或其他疗法，仍是遵循了上段喻氏"开门揖盗"，予邪出路的治疗原则。肺开窍于鼻，脾主外鼻，肺为水之上源，脾主运化水谷水液，故可利湿；又肺主一身之气，肺气闭塞则诸窍皆闭，故吹鼻法刺激鼻窍得嚏，则肺气宣通，气闭得解，神志得清，可治神昏闭证（即喻氏所谓"脑之里证"）。

除上述常用治法外，临床也有应用利尿渗泄法者。如张景岳善用泽泻，陆定圃习用苡仁，这与西医学中用脱水剂降低颅内高压，消除脑水肿之意略同，当予重视。

附：沙宅小儿治验

卫庠❶沙无翼，门人王生之表兄也。得子甚迟，然纵啖生硬冷物，一夕吐食暴僵，不醒人事。医以惊风药治之，浑身壮热，面若装❷硃，眼吊唇掀，下利不计其数，满床皆污。至寓长跽❸请救。诊毕，谓曰：此慢脾风候也。脾气素伤，更以金石药重伤，今已将绝，故显若干危症，本有法可救，但须七日方醒。恐信不笃❹而更医，无识反得诿罪生谤。王生坚请监督其家，且以❺代劳，且以壮胆。于是用乌蝎四君子汤，每日灌一大剂，每剂用人参一钱。其家虽暗慌，然见面赤退而色转明润，便泻止而动移轻活，似有欲言不言之意，亦自隐忍。至第六晚忽觉手足不宁，揭去衣被，喜吞汤水，始极诋人参之害。王生先自张皇，竟不来寓告明，任其转请他医。才用牛黄少许，从前危症复出，面上一团死气，但大便不泻耳。重服理脾药，又五日方苏。

是役也，王生于袁仲卿一案若罔见，而平日提命❻，凡治阴病，得其转为阳病，则不药自愈；纵不愈，用阴分药一剂，或四物二连汤，或六味地黄汤，以济其偏，则无不愈，亦若罔闻。姑为鸣鼓之攻❼，以明不屑❽之诲。

【注释】

❶卫庠（xiáng）：庠，古代地方学校。旧谓县学曰邑庠，府学曰郡庠。明代军队设司、卫、所等级别，5600人为一卫，在该处设立的学校为卫庠。清代仿明制，在军队驻地设立卫学。

❷装：装饰，打扮。

❸跽（jì）：长跪。长时间双膝着地，上身挺直。

❹笃（dǔ）：深厚。

❺且以：暂且，姑且。

❻提命：即耳提面命，亲自教诲，恳切教导。

❼鸣鼓之攻：宣布罪状而加以声讨。语出《论语·先进》："季氏富于周公，而求也为之聚敛，而附益之。子曰：'非吾徒也，小子鸣鼓而攻之可也。'"

❽不屑：不重视，轻视。

【赏析】

本案中该小儿父母"得子甚迟"，其胎禀不足可知，又平日"纵啖生硬冷物"，克伐脾胃，损伤阳气，而致脾阳式微，阴寒内盛，不能温煦筋脉而致时时瘛动，而发为慢脾风。前医不识，以为热极生风，用金石药重伤脾胃，寒凉之品更伤阳气，则脾肾阳气更衰，故见下利益甚，满床皆污；阳损阴伤，筋脉愈加失养，故眼吊唇撇。值得注意的是，患儿虽有浑身壮热，面若装硃，但非热证，实为虚阳外越，阴阳将绝。此时需得大补元气，益气回阳兼以止痉，故主以乌蝎四君子汤（《证治准绳》），药用四君子汤加川乌、全蝎，功能健脾益气，祛风镇惊。用四君子益气健脾；川乌温脾散风；全蝎入肝经，息风止痉。主治小儿慢脾风，闭目摇头，额上汗出，面色萎黄或青暗，手足微抽，肢冷，气弱，神萎，呕吐，不思食，脾胃虚弱，肝失濡养者。因慢脾纯阴，吐泻不止，虚寒无阳，若见动风抽搐，则已进入衰亡末期，故方中人参益气养阴，大补五脏元气，必不可少。

本病病史较长，病势沉重，非短期内可速效，喻氏预见"七日方醒"，为其医术高超处。服药后患儿见"面赤退而色转明润，便泻止而动移轻活，似有欲言不言之意"为药已中的，病情向愈。第六日晚出现"手足不宁，揭去衣被，喜吞汤水"为阳气渐复，脾胃功能恢复的佳兆，其家人不查，误以为阴阳离绝，回光返照，更医服牛黄等清热解毒之品，病情复重当属必然。好在有前六日的治疗效果，虽经误治，"但大便不泻"，否则后果难料。在医生提前交待，病情一直好转和有弟子在侧的情况下，"转请他医"，导致病情反复，况且该弟子还曾见过类似病例，难怪喻氏生气而为"鸣鼓之攻"。

此案给我们另一个启示就是：医患之间必须要保持畅通的意见沟通与足够的信任。治疗重病尤其如此。

案4　辨黄长人伤寒疑难危症治验并详诲门人

黄长人犯房劳，病伤寒，守不服药之戒❶，身热已退。十余日外，忽然昏沉，浑身战栗，手足如冰。举家忙乱，亟❷请余至。一医已合就姜桂之药矣，余适见而骇之。姑俟诊毕，再三辟❸其差谬。主家自疑阴证，言之不入，又不可以理服，只得与医者约曰：此一病，药入口中，出生入死，关系重大，吾与丈❹各立担承，倘至用药差误，责有所归。医者曰：吾治伤寒三十余年，不知甚么担承。余笑曰：吾有明眼在此，不忍见人活活就毙，吾亦不得已耳！如不担承，待吾用药。主家方才心安，亟请用药。余以调胃承气汤，约重五钱，煎成，热服半盏。少顷，又热服半盏。其医见厥渐退，人渐苏，知药不误，辞去。仍与前药，服至剂终，人事大清。忽然浑身壮热，再与大柴胡一剂，热退身安。

【注释】

❶守不服药之戒：明末清初有伤寒病不必起病即服药，可以等到"火数"，则其病自愈，或服药易愈的习俗。

❷亟：急切。

❸辟（pì）：驳斥。

❹丈：古代对长辈男子的尊称。

【赏析】

本案患者本为先发热，未曾服药误治而后出现神昏肢冷，符合《伤寒论》335条热厥证"前热者后必厥"的特点，并应有胸腹灼热，便秘溲赤，舌红苔黄，脉沉实等症，属热属阳。若为阴证寒证之厥，则初起便应见"唇青面白，遍体冷汗，便利不渴，身蜷多睡"，或下利清谷，舌淡苔白，脉沉弱无力之一派阴寒见症，属寒属阴。临床上肢冷而厥，确属寒为多，属热者少，正如喻氏在下文所言"阳证忽变阴厥者，万中无一，从古至今无一也"，但仍当仔细辨证，求其本质，不可为临床假象所惑，否则犯虚虚实实之诫，患者九死一生。从后面用药（调胃承气汤、大柴胡汤）来看，患者应当还有大便不通，腹微满硬痛等，为肠中燥热炽盛于里，壅滞气机，使阳气不达四末而浑身战栗，手足如冰；浊热不得下泄，上扰于心，则神志昏沉。故用调胃承气汤（大黄、芒硝、甘草）泻热和胃，清泻热结。

门人问曰：病者云系阴证见厥，先生确认为阳证，而用下药果应。其理安在？答曰：其理颇微，吾从悟入，可得言也。凡伤寒病，初起发热，煎熬津液，鼻干、口渴、便秘，渐至发厥者，不问而知为热也。若阳证忽变阴厥者，万中无一，从古至今无一也。盖阴厥得之阴证，一起便直中阴经，唇青面白，遍体冷汗，便利不渴，身蜷多睡，醒则人事了了。与伤寒传经之热邪，转入转深，人事昏惑者，万万不同。诸书类载阴阳二厥为一门，即明者犹为所混，况昧者乎！如此病先犯房室，后成伤寒，世医无不为阴厥之名所惑，往往投以四逆等汤，促其暴亡，而诿之阴极莫救，致冤鬼夜嚎，尚不知悟，总由传派不清耳。盖犯房劳而病感者，其势不过比常较重，如发热则热之极，恶寒则寒之极，头痛则痛之极。所以然者，以阴虚阳往乘之，非阴乘无阳之比。况病者始能勿药，阴邪必轻，旬日渐发，尤非暴证，安得以厥阴之例为治耶！且仲景明言，始发热六日，厥反九日，后复发热三日，与厥相应，则病旦暮愈。又云：厥五日，热亦五日，设六日当复厥，不厥者自愈。明明以热之日数，定厥之痊期也。又云：厥多热少则病进，热多厥少则病退。厥愈而热过久者，必便脓血发痈。厥应下而反汗之，必口伤烂赤。先厥后热，利必自止。见厥复利，利止。反汗出咽痛者，其喉为痹。厥而能食，恐为除中。厥止思食，邪退欲愈。凡此之类，无非热深热厥之旨，原未论及于阴厥也。至于阳分之病，而妄汗、妄吐、妄下，以致势极。如汗多亡阳，吐利烦躁，四肢逆冷者，皆因用药差误所致，非以四逆、真武等汤挽之，则阳不能回。亦原不为阴证立方也。盖伤寒才一发热发渴，定然阴分先亏。以其误治，阳分比阴分更亏，不得已从权用辛热，先救其阳，与纯阴无阳、阴盛格阳之证，相去天渊。后人不窥制方之意，见有成法，转相效尤，不知治阴证以救阳为主，治伤寒以救阴为主。伤寒纵有阳虚当治，必看其人血肉充盛，阴分可受阳药者，方可回阳。若面黧舌黑，身如枯柴，一团邪火内燔者，则阴已先尽，何阳可回耶？故见厥除热，存津液元气于什一❶，已失之晚，况敢助阳劫阴乎？《证治》方云：若证未辨阴阳，且与四顺丸试之。《直指方》云：未辨疑似，且与理中丸试之。亦可见从前未透此关，纵有深心，无可奈何耳。因为子辈详辨，并以告后之业医者。

胡卣臣先生曰：性灵自启，应是轩岐❷堂上再来。

【注释】

❶什一：十分之一。

❷轩岐：为黄帝轩辕氏与其臣岐伯的并称，《黄帝内经》中许多章节为黄帝与岐伯的问答。

【赏析】

本段以门人问答形式详细说明了上案诊断用药的思路，及厥证寒热阴阳的辨别。辨别阳（热）厥、阴（寒）厥，除可从伴见症状、舌脉等方面鉴别外，疾病的病程发展也是一项重要依据。喻氏对此亦有论述，"盖阴厥得之阴证，一起便直中阴经，……醒则人事了了。与伤寒传经之热邪，转入转深，人事昏惑者，万万不同"。加之本病患者犯于房劳，肾精亏耗，阴精不足，相火妄动，正气不足则无力驱邪外出，感受热邪后未得到及时治疗，更易化燥伤阴，深入下焦，病情往往更重，故出现了真热假寒之象，此亦是"厥深者热亦深，厥者热亦微"之实例。

本案论厥证之鉴别，实则厥证为多种疾病发展过程中的一个症状。正如《伤寒论》337条所言"凡厥者，阴阳气不相顺接，便为厥"，无论属寒属热，属虚属实，或是肝气郁滞、蛔虫、水饮、痰食，气血不足，血虚寒凝，冷结关元，只要影响到阴气与阳气在四肢的交接，便会出现四肢厥冷之症。故言"厥者，手足逆冷者是也"。临床鉴别当须全面收集病情资料，四诊合参，仔细辨证，方不至错讹，甚至令患者"活活就毙"、使"冤鬼夜嚎"。

案5　治金鉴伤寒死证奇验

金鉴春月病温，误治二旬，酿成极重死证。壮热不退，谵语无伦，皮肤枯涩，胸膛板结，舌卷唇焦，身蜷足冷，二便略通，半渴不渴，面上一团黑滞。从前诸医所用之药，大率不过汗下和温之法，绝无一效，求救于余。余曰：此证与两感伤寒无异，但两感证日传二经，三日传经已尽即死；不死者，又三日再传一周，定死矣。此春温证不传经，故虽邪气留连不退，亦必多延几日，待元气竭绝乃死。观其阴证、阳证，两下混在一区❶，治阳则碍阴，治阴则碍阳，与两感证之病情符合。仲景原谓死证，不立治法。然曰发表攻里，本自不同。又谓活法在人，神而明之，未尝教人执定勿药也。吾有一法，即以仲景表里二方为治。虽未经试验，吾天机❷勃勃自动，忽生变化，若有鬼神相助，必可效也。于是以麻黄附子细辛汤，两解其在表阴阳之邪，果然皮间透汗，而热全清。再以附子泻心汤，两解其在里阴阳之邪，果肰❸胸前柔活，人事明了，诸症俱退。次日即思粥，以后竟不需药。只此二剂，而起一生于九死❹。快哉！

【注释】

❶一区：一处，一团，一类之意。

❷天机：天赋的灵机，即灵性。此句意为，我的灵感勃然产生。

❸肰（rán）：古字，同"然"

❹起一生于九死：源于"九死一生"，此意为将病人的生命从十分危险的境地挽救出来。

【赏析】

本案为温病误治成少阴两感之表里阴阳寒热错杂证。患者壮热谵语、舌卷唇焦，似为阳明里热证，然二便略通，口渴不甚，无汗而皮肤枯涩，则非阳明热证或实证。更兼身蜷足冷，面上黑滞，显然内挟阴寒，为少阴阳虚兼外感风寒（太阳少阴两感）证。壮热谵语，胸膛板结等为内热，身蜷足冷为外寒。从其后用药推测，患者还当有恶寒无汗，舌淡苔黄，脉沉细而数等症；其虽有胸膛板结，但无疼痛拒按，或心下痞塞，口臭等。综合当为上热下寒、内热外寒兼表之证。表里同病，尚能发热，表明正气尚未极虚，治宜先表后里，此即《伤寒论》164条言热痞兼表者"心下痞，恶寒者，表未解也，不可攻痞，当先解表，表解乃可攻痞"之意。然患者兼少阴阳虚阴盛，故不可用桂枝汤，当用麻黄细辛附子汤温经扶阳解表，透皮间之汗而热全清，两解其在表阴阳之邪，又可防邪陷。方中麻黄散太阳之表邪，附子温少阴之里，补命门之阳，细辛专入少阴，既可散少阴之寒邪，又可解表。继用附子泻心汤温经扶阳，兼泻热消痞，两解在里阴阳之邪以收全功。方中附子温经扶阳补火，三黄（大黄、黄连、黄芩）泻热消痞，气机得通，则胸脘胀满结硬板结可除；中焦脾升胃降，气机枢纽复常，则胃口得开，饮食渐进。若先里后表，不仅表邪易内陷，且有阳脱之虞。

本案阴阳表里寒热虚实俱全，病重症杂，但喻氏辨证精准，治疗有序，选方精当，故仅二剂而愈。

另外，本案为温病误治后两感，喻氏用伤寒法及方药治愈，临床上亦不可视为唯一效方，因伤寒方治温病，局限性较大，后世温病学派叶薛吴王之治法方药仍为首选。

案6 辨徐国祯伤寒疑难急症治验

徐国祯伤寒六七日，身热目赤，索水到前，复置不饮，异常大躁，将门牖❶洞启，身卧地上，展转不快，更求入井。一医汹汹❷，急以承气与服。余诊其脉，洪大无伦，重按无力。谓曰：此用人参、附子、干姜之症，奈何认为下症耶？医曰：身热目赤，有余之邪，躁急若此，再以人参、附子、干姜服之，逾垣❸上屋矣！余曰：阳欲暴脱，外显假热，内有真寒，以姜附投之，尚恐不胜回阳之任，况敢以纯阴之药，重劫其阳乎？观其得水不欲咽，情已大露，岂水尚不欲咽，而反可咽大黄、芒硝乎？天气燠蒸❹，必有大雨。此症顷刻一身大汗，不可救矣。且既认大热为阳证，则下之必成结胸，更可虑也。惟用姜附，可谓补中有发，并可以散邪退热，一举两得，至稳至当之法，何可致疑！吾在此久坐，如有差误，吾任其咎❺。于是以附子、干姜各五钱，人参三钱，甘草二钱，煎成冷服。服后寒战，戛❻齿有声，以重绵和头覆之，缩手不肯与诊，阳微之状始著。再与前药一剂，微汗热退而安。

胡卣臣先生曰：雄辩可谓当仁❼。

【注释】

❶牖（yǒu）：窗户。

❷洶洶（xiōngxiōng）：同"汹汹"，水腾涌的样子，形容而争论而引起的喧嚷，或声音喧闹的样子。

❸垣（yuán）：墙，矮墙。

❹燠（yù）蒸：燠，暖，热之意。燠蒸，即闷热如蒸。

❺咎（jiù）：过失，罪过。

❻戛（jiá）：敲，敲打。

❼当仁：当之无愧之意。

【赏析】

本案为真寒假热证。患者身热目赤，异常大躁，开门窗卧于地上，要求喝水，甚则欲入井求凉，看似一派阳热亢盛之象，然喻氏从患者"水不欲咽"，"脉洪大无伦，重按无力"，识其为真寒假热证。因真热证必大渴饮冷，脉洪大有力，重按滑或沉实。从后面用四逆加人参汤后取效，且寒象方显，出现"寒战，戛齿有声，以重绵和头覆之，缩手不肯与诊"，亦证明前者为阳越，后者为阳微，喻氏之眼光独到与辨证准确令人叹服。值得注意的是，本案采取热因热用、热药冷服"反佐"之法，使药物易于被机体吸收而发挥作用，避免热药为外越之虚阳所格拒。

临床上症状千变万化，其中寒热、虚实皆有真伪，万不可草率。"大实有赢状，至虚有盛候"，寒极似热，热极似寒，若仅看部分表象，不细心推究，则生死在反掌之间。这方面各医家均有不少经验及验案以资学习，如《伤寒论》第11条即以患者喜恶来辨寒热真假，"病人身大热，反欲得衣者，热在皮肤，寒在骨髓也；身大寒，反不欲近衣者，寒在皮肤，热在骨髓也"。除喜恶外，脉诊也是一项重要参考指标，如本例即是从一派热极之象中识其脉虽洪大无伦，但"重按无力"而得。故医者不可不深究脉诊。

汗出为四诊的重要资料，如本案中提到大汗亡阳时"一身大汗，不可救矣"，是为危候；若回阳后则"微汗热退而安"，为阴阳平衡，营卫协调的佳兆。临床上亦当留心。

案7 治钱仲昭伤寒发危症奇验

钱仲昭患时气外感三五日，发热头痛，服表汗药，疼止热不清，口干唇裂，因而下之，遍身红斑，神昏谵语，食饮不入，大便复秘，小便热赤，脉见紧小而急。谓曰：此症全因误治，阳明胃经表里不清，邪热在内，如火燎原，津液尽干，以故神昏谵妄，若斑转紫黑，即刻死矣！目今本是难救，但其面色不枯，声音尚朗❶，乃平日保养，肾水有余。如旱田之侧，有下泉未竭，故神虽昏乱，而小水❷仍通，乃阴气未绝之征，尚可治之。不用表里，单单只一和法，取七方中小方，而气味甘寒者，用之准如神，白虎汤一方，足以疗此。盖中州元气已离，大剂、急剂、复剂俱不敢用。而虚热内炽，必甘寒气味，方可和之耳。但方须宜小，而服药则宜频。如饥人本欲得食，不得不渐渐与之。必一昼夜频进五七剂，为浸灌之法❸，庶几❹邪热以渐而解，元气以渐而生也。若小其剂，复旷❺其日，纵用药得当，亦无及矣。如法治之，更一昼夜，而病者热退神清，脉和食进，其斑自化。

胡卣臣先生曰：病与药所以然之地❻，森森❼警发❽。

【注释】

❶朗：声音清楚、响亮。

❷小水：即小便。

❸为浸灌之法：以药汁不断灌溉浸润的方法。

❹庶几：或许可以，表示希望或推测。

❺旷：耽误。

❻地：豫注本注作"理"，善成堂本作"故"。

❼森森：严谨有序貌。

❽警发：警醒启发。

【赏析】

本案初为外感表热证，见发热头痛，本应辛凉解表，却与辛温表汗药，助热伤津，使邪热入里，燔炽内外，气营两燔；后又误下之，损伤胃气，引邪深入。阳明气分热炽，津液大伤，则壮热烦渴，口干唇裂；胃肠燥热，腑气不通，则见阳明腑实之便秘溲赤、饮食不入；神昏谵语，为营热窜扰心神；阳明热毒内陷营血，窜扰血络，近血从肌肉外渍，则见皮下红斑；津液既耗，血络瘀热，宣通不畅，故脉虽急而紧小。此外，患者当见舌红绛，舌黄燥等症。治用辛寒重剂白虎汤（石膏、知母、粳米、炙甘草）清阳明独盛之邪热，但采用少量白虎频灌之法，即所谓"用急法，不用急药"，恐一线生机，猛药重坠，反加速其绝；又便于顾护胃气，使药力持续发挥，实与大剂疗效等同，考虑极周到。这种服药上的灵活变通法，可供医生在临床上治疗某些危重病证借鉴。

温病斑疹色泽不同，代表患者病情及预后亦不同。色红者病情较轻，色紫者病情较重，黑色犹重，正如雷少逸在《时病论·温毒》中所言"盖温热之毒，抵于阳明，发于肌肉而成斑，其色红为胃热轻也；紫为热甚者重也；黑为热极者危也"，喻氏在本案中言"斑转紫黑，即刻死矣"，亦与之同。本案患者之所以能救治成功，其要点便在面泽斑红，小水未竭。阅此案，可知平素保养肾水之重要性。因热邪"不燥胃津，必耗肾液"，"五脏之伤，穷必及肾"，故温病等急重证之吉凶，可以肾水肾精之存亡判断之。

此案热淫于内，也可用治以咸寒，佐以苦甘之法。故使用白虎汤加玄参、水牛角（即《温病条辨》化斑汤），或清瘟败毒饮、玉女煎等，其效亦佳。

案8　治伤寒坏症两腰偻废❶奇验

张令施乃弟伤寒坏症，两腰偻废，卧床彻夜痛叫，百治不效，求诊于余。其脉亦平顺无患，其痛则比前大减。余曰：病非死症，但恐成废人矣。此症之可以转移处，全在痛如刀刺，尚有邪正互争之象；若全然不痛，则邪正混为一家，相安于无事矣。今痛觉大减，实有可虑，宜速治之。病者曰：此身既废，命安从活，不如速死。余蹙额欲为救全，而无治法。谛思❷良久，谓热邪深入两腰，血脉久闭，不能复出，只有攻散一法。而邪入既久，正气全虚，攻之必不应，乃以桃仁承气汤，多加肉桂、附子，二大剂与服，服后即能强起。再仿前意为丸，服至旬余全安。此非昔人之已试，乃一时之权宜也。然有自来矣！仲景于结胸症，有附子泻心汤一法，原是附子与大黄同用，但在上之症气多，故以此法泻心，然则在下之症血多，独不可仿其意。而合桃仁、肉桂以散腰间之血结乎！后江古生乃弟，伤寒两腰偻废痛楚，不劳思索，径用此法，二剂而愈。

胡卣臣先生曰：金针虽度❸，要解铸古镕今，始能下手。

【注释】

❶偻（lǚ）废：偻，脊背弯曲。废，不用。偻废，即腰痛而曲背，动作受限。

❷谛思：仔细思考。

❸金针虽度：金针，出自元·金好问《论诗》诗："鸳鸯绣了从教看，莫把金针度与人。"传说有名叫郑采珠的姑娘，七夕祭织女，织女送她一根金针，从此她刺绣的技能更为精巧。此处指秘法，诀窍。度，通"渡"，引申为传授。

【赏析】

本案为伤寒坏证，病由太阳病失治误治而来，表现为两腰偻废，彻夜痛叫。太阳病治宜发汗解表，若治不得法，外邪可化热入里，循太阳经络而入其腑膀胱，与下焦瘀血相合，成为下焦蓄血证。足太阳膀胱经"挟脊抵腰中，入循膂，络肾属膀胱"，腰为肾之府，瘀热阻络，气血不通，即喻氏所言之"热邪深入两腰，血脉久闭，不能复出"，故见腰痛；结合用药，本证当见小便自利，舌红苔黄，脉涩或沉结等。虽未见如狂、少腹急结之症，但病机为瘀热互结下焦则一。本案之腰痛痛如刀刺，为瘀血腰痛的辨证要点，自与酸软无力、疼痛绵绵、得按痛减之肾虚腰痛及逐渐形成、沉重钝痛之寒湿腰痛，均有不同。方用桃核承气汤活血化瘀，通下瘀热；因正气已虚，更加肉桂、附子，温运肾阳，引药入腰肾，且方中硝、黄之苦寒药寒性得抑，不致使寒凝血瘀有碍血行；桃仁、酒大黄配肉桂补元阳通血脉，散腰间血结之力更强，故用药仅二剂后即得显效。

本案中喻氏认为腰痛剧烈，为邪正有互争之象，尚不足虑，而痛减或全然不痛，是"邪正混为一家"，反"实有可虑"，在临床上颇有借鉴意义。如临床可见治肾结石，若患者腰痛尿血较重，此时用药一般见效较快，往往三五付药结石即下；反倒是某些病人毫无症状，仅是体检查出肾结石，或肾结石发作后到医院经镇痛消炎治疗后症状缓解来诊者，见效较慢，其理与之相类。

案9 辨黄起潜曙修时气伤寒治各不同

黄曙修与乃翁起潜，春月同时病温，乃翁年老而势轻，曙修年富而势重。势重者，以冬不藏精，体虚不任病耳。余见其头重着枕，身重着席，不能转侧，气止一丝，不能言语，畏闻声响，于表汗药中，用人参七分。伊❶表侄施济卿，恐其家妇女得知，不与进药，暗赠人参入药，服后汗出势减。次日再于和解药中，赠人参一钱与服，服后即大便一次。曙修颇觉轻爽，然疑药下之早也，遣人致问。余告以此症表已解矣，里已和矣，今后缓调，即日向安，不必再虑。往诊见老翁病尚未愈，头面甚红，谓曰：望八❷老翁，下元虚惫，阳浮于上，与在表之邪相合，所谓戴阳之症也。阳已戴于头面，不知者更行表散，则孤阳飞越，而危殆立至矣！此症从古至今，只有陶节庵立法甚妙，以人参、附子等药，收拾阳气，归于下元，而加葱白透表，以散外邪，如法用之即愈，万不宜迟。渠❸家父子俱病，无人敢主，且骇为偏僻之说，旋即更医，投以表药。顷刻阳气升腾，肌肤栗起；又顷刻寒颤切牙，浑身冻裂而逝。翁虽海滨一氓❹，留心管晏❺富国之略，而赍❻志以没也，良足悼矣！其医于曙修，调理药仍行克伐，致元气日削，谢绝医药，静养六十余日，方起于床。愈后，凡遇戚友家，见余用药，率多诋訾❼，设知当日解表和中，俱用人参，肯舍命从我乎？是其所以得全者，藉于济卿之权巧❽矣。

【注释】

❶伊：人称代词，他（她）。

❷望八：年近八十。

❸渠：方言，作代词，他。

❹氓（méng）：本义指外来的百姓，后泛指百姓，民。

❺管晏：管仲和晏婴的并称。皆春秋中后期齐国名相，司马迁将此二人合而立传，有《史记·管晏列传》。

❻赍（jī）：怀抱着，带着。赍志以没，志未遂而死去。

❼诋訾（dǐ zǐ）：毁谤；非议。

❽权巧：权宜善巧。

【赏析】

黄氏父子同时春月病温，一个年老势轻，一个年轻势重，但均为夹虚温病。黄子外感表证兼见头重身重，不能转侧，气息微弱等症，虚象明显。此时当扶正解表，故在解表药中加入少许人参，少助元气以驱邪外出，果服后"汗出势减"。以方测之，里热未去，邪留少阳，兼正气未复，故用小柴胡汤类和解之。方中柴、芩疏散外邪，兼清里热；半夏、生姜和胃降逆；参、枣、草扶正驱邪。小柴胡汤寒温并用，攻补兼施，疏利三焦，宣通上下，调达内外，和畅气机，服后可"上焦得通，津液得下，胃气因和"，不用下药而腑气得通，大便得下。病家不明此理，不顾病情好转的事实，反疑心喻氏用药不当，最终导致更医事件的发生，殊为可惜。

案中虽言黄父"年老而势轻"，其实并非如此，"势轻"仅为表象而已。与黄子一派明显虚象不同，黄父反见"头面甚红"，结合喻氏的认识，其红应为面颊两颧之嫩红如妆，且游移不定，兼见腹部欠温，喜温喜按，口渴不甚，或喜热饮，舌淡苔白，脉沉细或浮而无根等症，病属阳衰阴盛，格阳于上，虚阳上浮，真寒假热之"戴阳"证。治当急救回阳，宣通上下，方用白通汤（附子、干姜、葱白）或白通加猪胆汁汤之类。此证看似轻于黄子之病，实则虚阳浮越，阴阳离绝就在眼前。后医误认为表证未解，辛散外邪，则虚阳离散更速，病情演变为阴寒独盛，见肌肤栗起，寒颤冻裂而逝。对待病已愈大半之黄子，本应温和调理，以六君之类收功，可该医"仍行克伐"，致使其"静养六十余日，方起于床"。此医之过也。临床上老年体弱患者因正气不足，抗邪无力，往往病后反应较轻，医生不可轻易放过。

附：伤风戴阳症

石开晓病伤风咳嗽，未尝发热，日觉急迫欲死，呼吸不能相续，求余诊之。余见其头面赤红，躁扰不歇，脉亦豁大而空。谓曰：此症颇奇，全似伤寒戴阳症，何以伤风小恙亦有之？急宜用人参、附子等药，温补下元，收回阳气。不然子丑时一身大汗，脱阳而死矣！渠不以为然，及日落，阳不用事，愈慌乱不能少支。忙服前药，服后稍宁片刻，又为床侧添同寝一人，逼出其汗如雨，再用一剂，汗止身安，咳嗽俱不作。询其所繇❶，云连服麻黄药四剂，遂尔❷躁急欲死。然后知伤风亦有戴阳症，与伤寒无别。总因其人平素下虚，是以真阳易于上越耳。

胡卤臣先生曰：戴阳一症，剖析精详，有功来学❸。

【注释】

❶繇（yóu）：通"由"。

❷遂尔：于是乎。

❸有功来学：有功于后来的学者。

【赏析】

附案中石氏案与黄父相类，伤风咳嗽为外感，无热为正气不足，无力与邪相争，即《伤寒论》第 7 条"病有发热恶寒者，发于阳也；无热恶寒者，发于阴也"之论；见头面赤红，躁扰为虚阳上浮；尤其脉大而空无根，更说明残阳欲脱之势。问其病因，当是本素下元亏虚，又服大剂麻黄等虎狼之药，犯"汗家"、"尺中迟"等麻黄汤禁例，致过汗亡阳，虚阳外越。仍宜参附等回阳益阴。此类患者夜间为其危险时刻，因天人相应，夜间阴气用事，阴盛阳衰，已衰之阳更弱。至子时，阴极一阳生，阳气由阴出阳，极虚之残阳易外脱而阴阳离绝，患者几乎不保，所幸经及时抢救而安。

喻氏所处时代，医界对人参应用有很大偏见，认为凡疟疾、痢疾、痘疹、中风、中暑等，初起一概不用人参，流传着"伤寒无补法"之说，对人参十分畏惧，故从本案中我们可以看到，他在给黄子用药时，需要暗中加入人参，否则病家"不与进药"。后治黄父时，病家听闻要用参、附，则"骇为偏僻之说"，更医酿成大错，致其死亡，尚不自知其误，实为可惜！实则无论温补之参附，还是攻下之硝黄，皆有其适应证，医者当以辨证为要，不可囿于成见，固步自封，画地为牢矣。

案 10　辨王玉原伤寒后余热并永定善后要法

王玉原昔年感症，治之不善，一身津液，尽为邪热所烁❶，究竟❷十年余，热未尽去，右耳之窍尝闭。今夏复病感，缠绵五十多日，面足浮踵❸，卧寐不宁，耳间气往外触。盖新热与旧热相合，狼狈为患，是以难于去体❹。医者不察其绸缪❺胶结之情，治之茫不中窾❻，延至秋深，金寒水冷，病方自退。然浅者可退，深者莫由遽❼也。面足浮肿者，肺金之气，为热所壅，失其清肃下行之权也。卧寐不宁者，胃中之津液干枯，不能内荣其魂魄也。耳间大气撞出者，久闭之窍，气来不觉，今病体虚羸，中无阻隔，气逆上冲，始知之也。外病虽愈，而饮食药饵之内调者，尚居其半。特挈❽二事大意，为凡病感者，明善后之法焉。盖人当感后，身中之元气已虚，身中之邪热未净，于此而补虚，则热不可除；于此而清热，则虚不能任。即一半补虚，一半清热，终属模糊，不得要领。然舍补虚清热外，更无别法，当细辨之。补虚有二法：一补脾，一补胃。如疟痢后脾气衰弱，饮食不能运化，宜补其脾；如伤寒后胃中津液久耗，新者未生，宜补其胃，二者有霄壤❾之殊也。清热亦有二法：初病时之热为实热，宜用苦寒药清之；大病后之热为虚热，宜用甘寒药清之，二者亦霄壤之殊也。人身天真之气❿，全在胃口，津液不足即是虚，生津液即是补虚。故以生津之药，合甘寒泻热之药，而治感后之虚热，如麦门冬、生地黄、牡丹皮、人参、梨汁、竹沥之属，皆为合法。仲景每用天水散⓫以清虚热，正取滑石、甘草一甘一寒之义也。设误投参、芪、苓、术补脾之药为补，宁不并邪热而补之乎？至于饮食之补，但取其气，不取其味，如五谷⓬之气以养之，五菜⓭之气以充之，每食之间，便觉津津汗透，将身中蕴蓄之邪热，以渐运出于毛孔，何其快哉！人皆不知此理，急于用肥甘之味以补之，目下虽精采健旺可喜，不思油腻阻滞经络，邪热不能外出，久久充养完固⓮，愈无出期矣。前哲有鉴于此，宁食淡茹⓯蔬，使体暂虚而邪易出，乃为贵耳。前药中以浮肿属脾，用苓术为治；以不寐责心，用枣仁、茯神为治。总以补虚清热之旨未明，故详及之。

胡卣臣先生曰：伤寒后饮食药饵二法，足开聋聩⓰。

【注释】

❶烁（shuò）：通"铄"。销熔。

❷究竟：结果之意。

❸踵：锡环堂本及三味书局本作"肿"，当是。

❹体：主体，事物的主要部分。

❺绸缪（chóu móu）：紧密缠缚不可分离貌。

❻中窾（kuǎn）：窾，空窍。《庄子·养生主》："依乎天理，批大郤，导大窾。"后因以"中窾"谓切中要害。

❼遽（jù）：立刻，马上。

⑧挈：提起。

⑨霄壤：即天壤。天和地，比喻相去极远，差别很大。

⑩天真之气：指先天禀赋的真元之气。如《素问·上古天真论》。

⑪天水散：又名六一散，由滑石六两、甘草一两组成。加朱砂一钱，名益元散。出于刘河间《宣明论方》，此处喻氏记载有误。

⑫五谷：指粳米、小豆、麦、大豆、黄黍等五种谷类。

⑬五菜：指葵菜、韭菜、豆叶、野蒜、葱等五种蔬菜。

⑭充养完固：充养，供养。完固，完好坚固。

⑮茹（rú）：吃。

⑯瞆（guì）：瞎子。

【赏析】

王某原本旧病未得痊愈，热邪滞留，阴虚燥热，耳失所养，兼以虚火上炎，灼伤耳脉，痹阻清窍，而致耳闭胀闷。今夏又复感外邪，内外招引，"新热与旧热相合，狼狈为患"，肺脾肾气阴两虚，心失所养，虚热内扰则失眠；阴虚无以化气，气虚无力推动津液，水饮停聚则为水肿；又肺、脾、肾之络，皆会于耳中，肺主气，主宣降，耳窍失养，气机宣降失常，气奔耳窍则耳间气往外触。治宜清热润燥，益气养阴利水，若病情较轻者，至秋冬交季金寒水冷时，可自行减轻。然症状虽减，病机未除，喻氏提出调理善后之法，后世医者尤当注意。

喻氏将脾胃分别论治，重脾阳亦重胃阴。在此之前，论治脾胃，莫详于东垣。但东垣往往将脾胃合论，且偏重于脾。喻氏认为，"脾之土，体阴而用则阳，胃之土，体阳而用则阴。两者和同，则不刚不柔，胃纳谷食，脾行谷气，通调水道，灌注百脉，相得益彰，其用大矣"（《医门法律·卷六·黄瘅门》），脾胃各有特点，当分别论之。脾为阴土，喜燥恶湿，湿易伤阳（气）而生寒湿，多用健脾益气之参、芪、苓、术等；胃为阳土，喜湿恶燥，燥易伤阴而生内热，故多用甘寒濡润之麦冬、生地等滋阴清热，临床上亦可稍佐微苦清泄之品，以合其通降之性。喻氏学说，对其后叶天士、徐灵胎等亦有较大启发和影响。叶天士将"养胃阴"理论进一步发挥，如"脾宜升则健，胃宜降则和"、"太阴阴土，得阳始运；阳明阳土，得阴自安"，"脾喜刚燥，胃喜柔润"等，现仍有效指导于临床。

对余热未清之体虚患者，喻氏提出补虚二法（补脾、补胃）、清热二法（苦寒、甘寒）。同为补法、清法，但辨证立法有"霄壤"之别，不可混淆。脾阳易损，补脾药多益气温阳；胃阴多虚，益胃药多养阴润燥。病者初期多实，实热为多；后期多虚，虚热不少。虽均用寒药清热，但苦性能降能泄，故用苦寒于实热；甘能补能和能缓，故用甘寒于虚热。本病患者长达十余年，病程既久，且津液不足，当属虚热，故以麦门冬、生地黄、牡丹皮、人参、梨汁、竹沥之类甘寒滋阴清热；面足浮肿则以茯苓、白术利湿消肿；卧寐不宁则为枣仁、茯神宁心安神。共奏补虚清热之功。

后期饮食调理，喻氏经验亦值得医生和病家学习。中医学向来注重疾病后期调整，有"七分治，三分养"之说。如《素问·五常政大论》中："大毒治病，十去其六；常毒治病，十去其七；小毒治病，十去其八；无毒治病，十去其九；谷肉果菜，食养尽之，无使过之，伤其正也"，即是强调后期以果蔬饮食调理善后。喻氏强调"食淡茹蔬"，不可急用肥甘之味补益。肥甘厚味虽含有丰富蛋白质，补益之力较强，但正如喻氏所言"油腻阻滞经络"，使"邪热不能外出"，加之大病初愈，脾胃功能尚弱，肥甘之品不易消化，易生湿热，有碍脾胃运化，亦不利于病情恢复。一般病后以清淡、易消化饮食为宜，或适当佐以动物性蛋白，然后逐渐过渡至普通饮食。

案11　答门人问蒋中尊受病致死之因

门人问曰：崇明蒋中尊病伤寒，临危求肉汁淘饭半碗，食毕，大叫一声而逝，此曷❶故也？答曰：今人外感病，兼内伤者多，用药全要分别。如七分外感，三分内伤，则治外感药中，宜用缓剂、小剂，及姜、枣和中为引，庶无大动正气汗血等累；若七分内伤，三分外感，则用药全以内伤为主，但加入透表药一味而热服，以助药势，则外感自散。盖以内伤之人，才有些微外感，即时发病，不似壮盛之人，必所感深重，其病乃发也。蒋中尊者，向❷曾见其满面油光，已知其精神外用，非永寿之人也。人惟歉然❸不足，方有余地，可以应世，可以当病。若夫神采外扬，中之所存，宁复有几耶？近闻其宦情❹与声色❺交浓，宵征❻海面，冒❼蜃烟蛟雾❽之气，尚犯比顽❾之戒，则其病纯是内伤，而外感不过受雾露之气耳。雾露之邪，其中人也，但入气清道，原不传经，故非发表攻里所能驱，惟培元气，厚谷气，则邪不驱而自出。设以其头晕发热，认为太阳之症，误表其汗，则内伤必转增，而危殆在所必致矣。且内伤之人，一饱一饥，早已生患，又误以为伤寒而绝其食，已虚益虚，致腹中馁惙❿，求救于食，食入大叫一声者，肠断而死也。此理甚明，如饥民仆地即死，气从中断，不相续也。又如膈病，展转不能得食，临危每多大叫而逝，以无外感之邪乱其神明，是以炯炯⓫自知其绝也。果有外邪与正交争，其人未死前，先已昏惑不省矣，安得精明若是哉！子于望闻问切之先，早清其鉴可矣。

【注释】

❶曷（hé）：何，什么。

❷向：过去，从前。

❸歉（kǎn）然：不自满的样子。

❹宦情：做官的志趣、意愿。

❺声色：指歌舞和女色。

❻宵征：宵，夜。征，远行。宵征，夜行。

❼冒：承受，感受。

❽蜃（shèn）烟蛟雾：蜃，传说中的蛟属，能吐气成海市蜃楼（如海市蜃楼）。蛟，古代传说中一种能发洪水的龙。蜃蛟，可泛指水族。蜃烟蛟雾，此指海上的风寒雾湿。

❾比顽：《尚书·商书·伊训》训词"三风十愆"中，"乱风"第一愆为"比顽童"。比顽，即后世所言之"男风"或"南风"。

⑩馁惫：馁，饥饿。惫，极度疲乏。

⑪炯炯：原意为明亮。此指明察貌，或明白。

【赏析】

本案借蒋某夹虚伤寒误治而亡，说明虚人外感的治则治法及注意事项。蒋某在官场中劳心劳力，又追求声色犬马，夜夜笙歌，爱女色，好男风，还经常在海面过夜感受寒湿之气，内则阴精内伤、下元已亏，气血不足，外则表阳不足、营卫不和，内外俱虚可知。从其人内虚如此，却"满面油光"，可知已有虚阳浮越之势，"非永寿之人"。故感受外邪后，喻氏言其"病纯是内伤，而外感不过受雾露之气耳"，应属"七分内伤，三分外感"。治疗应以补虚为主，"培元气，厚谷气，则邪不驱而自出"，或少佐一二味透表药亦可。对此类内伤为主的外感病，前贤已有不少经验。如《伤寒论》中 102 条治心脾两虚，气血不足，复被邪扰的"伤寒二三日，心中悸而烦"，即用小建中汤温中健脾，调补气血；163 条治脾阳虚下利而兼表者，以桂枝人参汤（理中汤加桂枝）温中解表等即是此例。

但医者不识，仅以为是一般外感实证，而误用发汗，则犯表证禁汗之例，不惟外邪不去，反发汗耗伤已虚之阴精气血，则"内伤必转增，而危殆在所必致矣"。其实对于内虚不甚而伤寒患者（即喻氏所言"七分外感，三分内伤"者），亦不可大汗，而宜"用缓剂、小剂"，药量宜轻，并加"姜、枣和中为引"，以和营卫，养脾胃，益气血。何况本案以内伤为主，则更不可妄汗。此即后人所谓"虚人伤寒建其中"之理。加之当时医生治外感发热，不问外感内伤，一概杜绝饮食，这对内伤患者尤为错误，也是加速病情恶化的重要原因。

蒋某最后临危求食而亡，喻氏认为是类似"饥民仆地即死，气从中断，不相续也"，是"肠断而死"的观点值得商榷。从症状描述看，患者属回光返照，"除中"的可能性较大。其所言饥民进食后仆地即死，西医学认为极度饥饿之人，忽进大量饮食，可诱发急性胰腺炎而致死亡，机理亦与之不同。

门人又问曰：每见人之神采外扬者，病发恒多汗而躁急，不识何药可以治之？答曰：上药在以神治神。盖神既外扬，必须内守，方可逆挽。老子所谓知其雄守其雌，知其白守其黑❶，真对症之药也。若夫草木之性，则取其气下达而味沉厚者，用之恒使勿缺，仿灌园之例❷，频频预沃❸之以水，而防其枯竭可也。

【注释】

❶知其雄守其雌，知其白守其黑：语出老子《道德经·二十八章》："知其雄，守其雌，为天下溪……知其白，守其黑，为天下式。"内寓辩证法思想。意为知道什么是强大，却安于守弱的地位，甘愿如溪涧那样无知无欲，无形无色……明白什么是显赫（白），却能安于低微的地位（黑），这是为人处事立身天下的榜样。内涵辩证法思想。此处喻氏以雄和白寓"神之外扬"，雌和黑寓"神之内守"，并以说明"神既外扬，必须内守"之理，引申为医者当注重培补元气阴精。

❷灌园之例：典出于《庄子·天地》，传说孔子的学生子贡，在游楚返晋过汉阴，见一位老人抱着水瓮去灌园，就建议他用机械汲水，老人不愿意。亦称"抱瓮灌园"。指浇灌园圃，此处引申为少量频服。

❸沃：灌溉，浇。

【赏析】

本段承上节说明虚阳浮越的表现及治法。疾病后期见"神采外扬"，"恒多汗而躁急"，此为阳虚已极，虚阳浮越。阳虚不能固摄在表之津液则汗出不止，阳虚神气浮越则烦躁不宁，其人虽有面赤，甚则发热，但当伴见冷汗不止，四肢逆冷，脉浮大无根之症。此时医生不可见其面赤、烦躁、多汗而误以为阳热证而用寒凉；亦不可仅用温阳之品，而宜回阳潜镇之中，兼加补肾下潜之品。所谓"阳在外，阴之使也；阴在内，阳之守也"、"阴者藏精而起亟也，阳者卫外而为固也"，现"神采外扬"，神气浮越，除有阳气大虚外，真阴亦有不足，即有医家所谓"水浅不能养龙"之例。治疗上当温阳补虚，引火归元，如喻氏所言之"取其气下达而味沉厚"，"频频预沃之以水"，以防病情继续发展至阴阳离绝的程度。

门人又问曰：临危索饭之时，尚有药可救否？曰：独参汤可以救之。吾尝治一孕妇伤寒，表汗过后，忽唤婢作伸冤之声，知其扰动阳气，急迫无奈，令进参汤，不可捷得，遂以白术三两，熬浓汁一碗与服，即时安妥。况人参之力百倍白术耶！

【赏析】

对于此类有虚阳浮越、阴阳离绝之虞，甚至回光返照、除中的患者，当补虚培元，引火归元，"取其气下达而味沉厚"，"频频预沃之以水"为要。因阴阳互根，阴精不足，则阳无所附而外散，出现虚阳上越，急当大补元气阴液，如参附汤、独参汤之类，以冀挽狂澜于既倒，扶大厦之将倾。为引虚阳下归于肾，方中亦可加入山萸肉、肉桂、灵磁石等。

喻氏经验，此时若无人参，可以大量白术浓煎取汁代之。盖本案虚人误汗，阳气浮越，以白术益气健脾，固表止汗，《本草新编》言其："味甘辛，气温，可升可降，阳中阴也，无毒。入心、脾、胃、肾、三焦之经。除湿消食，益气强阴，尤利腰脐之气。有汗能止，无汗能发，与黄芪同功，实君药而非偏裨。往往可用一味以成功，世人未知也，……如人腰疼也，用白术二三两，水煎服，一剂而疼减半，再剂而痛如失矣。夫腰疼乃肾经之症，人未有不信。肾虚者用熟地，山茱以补水未效也，用杜仲、破故纸以补火未效也，何以用白术一味反能取效。不知白术最利腰脐。……不若独用白术一味，无拘无束，直利腰脐之为得。夫二者之气，原通于命门，脐之气通，而腰之气亦利，……是白术之功，何亚于人参乎？"《医学衷中参西录》亦言："性温而燥，气香不窜，味苦微甘微辛。善健脾胃，消痰水，止泄泻。治脾虚作胀，脾湿作渴，脾弱四肢运动无力，甚或作疼。与凉润药同用，又善补肺；与升散药同用，又善调肝；与镇安药同用，又善养心；与滋阴药同用，又善补肾，为后天资生之要药。故能于肺、肝、肾、心四脏皆能有所补益也。"加之病者年龄尚轻（孕妇），故能幸尔取效。

案12　论内伤转疟宜防虚脱并治验

袁继明素有房劳内伤，偶因小感，自煎姜葱汤表汗，因而发热，三日变成疟疾。余诊其脉，豁大空虚，且寒不成寒，热不成热，气急神扬，知为元阳衰脱之候。因谓其父曰：令郎光景，窃虑来日疟至，大汗不止，难于救药。倘信吾言，今晚急用人参二两，煎浓汁频服防危。渠❶父不以为意。次日五鼓❷时，病者精神便觉恍惚，扣门请救，及觅参至，疟已先发矣。余甚彷徨，恐以人参补住疟邪，虽救急无益也。只得姑俟❸疟势稍退，方与服之。服时已汗出沾濡❹。顷之果然大汗不止，昏不知人，口流白沫，灌药难入。直至日暮，白沫转从大孔❺遗出。余喜曰：沫下行可无恐矣，但内虚肠滑，独参不能胜任。急以附子理中汤，连进四小剂，人事方苏，能言，但对面谈事不清。门外有探病客至，渠忽先知，家人惊以为祟❻。余曰：此正神魂之离舍耳！吾以独参及附子理中，驷马❼之力追之。尚在半返未返之界，以故能知宅外之事。再与前药二剂而安。

胡卣臣先生曰：病情上看得委息周至，大开生面。

【注释】

❶渠：方言，他。

❷五鼓：即五更天。五更是我国古代流下来的一种夜晚计时制度。把黄昏到拂晓的一夜长度分为五个更次，每个更次相隔两个小时。五更约为凌晨3～5点，即拂晓时分。

❸俟（sì）：等待。

❹沾濡：浸湿。

❺大孔：即肛门。

❻祟（suì）：鬼神作怪。

❼驷（sì）马：古代同驾一车的四匹马。此处比喻药力大。

【赏析】

患者素有房劳，又因外感，治宜扶正解表。自行用药发汗，邪气不解，入于少阳而成疟疾。恶寒发热呈不典型表现，且脉豁大空虚，表明里虚已甚，房室内伤，精气匮乏，正气不足，无力与邪相争；气急神扬，阳无所附有外越之势。疟疾发作，多呈周期性发作，表现为间歇性寒热发作。一般在发作时先有明显寒战，全身发抖，面色苍白，口唇发绀，寒战持续约 10 分钟至 2 小时，接着体温迅速上升，常达 40℃或更高，面色潮红，皮肤干热，烦躁不安，高热持续约 2～6 小时后，全身大汗淋漓，大汗后体温降至正常或正常以下。经过一段间歇期后，又开始重复上述间歇性定时寒战、高热发作。为红细胞胀大破裂时，大量的裂殖子和疟原虫代谢产物进入循环系统引起的异性蛋白反应。在此过程中患者大量出汗，若原有阴精或阴液不足者，易发生虚脱或休克而出现生命危险。喻氏提前预断其将发生危险，真名医风范！若病家能提前服用独参汤，可大补元气，益气生津，回阳固脱而避免虚脱之效，惜乎病家不以为意，至病危方才醒悟。然患者疟疾发作时不可补益留邪，只能待病势稍退时少量服用。好在患者能渡过最危险时候，日暮时出现下利挟白沫。此属脾阳虚清阳下陷，故用附子理中汤补气和阳，温中固守而取效。

案 13　推原❶陆中尊疟患病机及善后法

陆六息先生体伟神健，气旺血充，从来无病。莅任❷以后，适值奇荒巨寇，忧劳百倍，因而病疟。食饮减少，肌肉消瘦，形体困倦，口中时时嗳气。其候一日轻，一日重，缠绵三月，大为所苦。察脉辨症，因知先生之疟，乃饥饱劳佚❸所感，受伤在阳明胃之一经。夫阳经受病，邪气浅而易愈，乃至为所苦者，缘不识病之所在，药与病邪不相值❹，反伤其正耳！诚知病邪专在胃，则胃为水谷之海，多气多血之区，一调其胃，而疟立止矣。故饮食减而大便转觉艰涩者，胃病而运化之机迟也；肌肉消瘦者，胃主肌肉也；形体困倦者，胃病而约束之机关不利也；口中时时嗳气者，胃中不和而显晦塞之象也。至于一日轻而一日重者，此人所不经见之症，病机之最当发明者，其候亦阳明胃经之候也。《内经·阳明脉解篇》有曰：阳明之病，恶人与火，闻木声则惕然而惊。及《刺疟篇》又曰：阳明之症，喜见火，喜见日月光。何经文之自为悖谬❺耶？不知此正更实、更虚之妙义，而与日轻、日重之理相通者也。夫阳明得病之始，则邪气有余，故恶人、恶火、恶木音者，恶其助邪也。及其病久，则邪去而正亦虚，故喜火、喜日月光者，喜其助正也。若是则时日干支之衰旺，其与人身相关之故，可类推矣。盖甲丙戊庚壬者，天时之阳也；乙丁己辛癸者，天时之阴也。疟久食减，胃中之正已虚，而邪去未尽，是以值阳日助正，而邪不能胜则轻；值阴日助邪，而正不能胜则重也。夫人身之病，至于与天时相召，亦云亟❻矣。使当日稍知分经用药，何至延绵若是哉！迄今吃紧❼之处，全以培养中气为主。盖人虽一胃，而有三脘之分：上脘象天，清气居多；下脘象地，浊气居多；而其能升清降浊者，全赖中脘为之运用，一如天地定位，不可无人焉参赞❽之也。先生下脘之浊气，本当下传也，而传入肠中则艰。不当上升也，而升至胸中甚易者，无他，中脘素受饮食之伤，不能阻下脘浊气上干清道耳，试观天地间，有时地气上而为云，必得天气下而为雨，则二气和而晴爽立至。若一味地气上升，天气不降，则太空窒塞，而成阴曀❾之象。人之胃中亦犹是也。清浊偶有相干，顷当自定，设有升无降则逼❿矣。故中脘之气旺，则水谷之清气，上升于肺，而灌输百脉，水谷之浊气，下达于大小肠，从便溺而消，胸中何窒塞之有哉？此所以培养中气为亟亟也。中气旺，则浊气不久停于下脘，而脐下丹田之真气，方能上下无碍，可以呼之于根，吸之于蒂，深深其息矣。所用六味地黄丸，凝滞不行之药，大为胃病所不宜。况于浊气上干，反以阴浊之属，扬波助流，尤无所取。今订理中汤一方，升清降浊为合法耳。

胡卣臣先生曰：说病机处，花雨缤纷，令观者得未曾有。

【注释】

❶推原：从本原上推究。

❷莅（lì）：到。莅位，官吏上任。

❸劳佚：即劳逸。

❹相值：相当；相匹敌。此指药不对证。

❺悖谬（miù）：荒谬，不合常理。

❻亟（jí）：原指急切，此处指关系密切。

❼吃紧：重要，紧要。

❽参赞：协助谋划。

❾阴曀（yì）：曀，阴沉而有风。阴曀，天气阴晦。

❿逼：危急，紧急。

【赏析】

本案陆某为内伤基础上感受疟邪。其因公务繁忙，劳心劳力，又值天灾人祸，操劳过度，心情不畅，肝郁乘脾，木郁克土，故感疟后除寒热时作外，表现为一派脾胃症状，当属《内经》十二疟中之"胃疟"。脾胃不和，脾失健运，则饮食减少，胃不降浊则时时嗳气；食少又气机不畅，则大便艰涩；气血生化乏源，不能濡养肌肉，形体失养，则消瘦、困倦。此与《素问·刺疟第三十六》所记载"胃疟者，令人且〈疸〉病也，善饥而不能食，食而支满腹大"表现相类，但并未按其所言"刺足阳明太阴，横脉出血"而治，而是用理中汤温中散寒，以方测之，其人应伴有腹部喜暖畏寒，喜温喜按，口不渴，舌淡苔白，脉弱等症。理中汤温阳健脾，恢复脾升胃降之机，具"升清降浊"之效，正如《绛雪园古方选注》所言："理中者，理中焦之气，以交于阴阳也。上焦属阳，下焦属阴，而中焦则为阴阳相偶之处。……人参、甘草，甘以和阴也；白术、干姜，辛以和阳也，辛甘相辅以处中，则阴阳自然和顺矣"，喻氏处方常喜用之。

喻氏对疟疾的病机及阳明胃的生理病理阐述得甚为详细，值得医者借鉴。其将胃分为三脘之说，现运用较少。所言之"上脘象天，清气居多"、中脘"升清降浊"、"下脘象地，浊气居多"，实际上分别为肺、脾胃、肠的相关功能。疟后调理，喻氏认为六味地黄丸为"凝滞不行之药"、阴浊之属，助浊气上干，不宜使用，甚是。现今许多病家或医生，以六味地黄丸为万用补药，不辨体质证型滥用，当须戒之。久疟初愈，应培养中气，可用香砂六君、理中之类。

对本案中疟疾证候一日轻，一日重，认为与时日干支衰旺有关，认为值阳日助正，邪不胜正则轻，反之则重，该理论尚需进一步研究。但结合西医学理论，其表现应属典型之间日疟。

案14　力争截疟成胀临危救安奇验

刘泰来年三十二岁，体丰面白。夏月惯用冷水灌汗，坐卧巷曲❶当风。新秋病疟三五发，后用药截住，遂觉胸腹间胀满日增。不旬日外，腹大胸高，上气喘急，二便全无，饮食不入，能坐不能卧，能俯不能仰，势颇危急。虽延余至家，其专主者在他医也。其医以二便不通，服下药不应，商用大黄二两，作一剂。病者曰：不如此不能救急，可速煎之。余骇曰：此名何病，而敢放胆杀人耶？医曰：伤寒肠结，下而不通，惟有大下一法，何谓放胆！余曰：世间有不发热之伤寒乎？伤寒病因发热，故津液枯槁，肠胃干结，而可用下药，以开其结。然有不转失气者，不可攻之戒，正恐误治太阴经之腹胀也。此病因腹中之气散乱不收，故津水随气横决四溢而作胀，全是太阴脾气不能统摄所致。一散一结，相去天渊，再用大黄猛剂大散其气，若不胀死，定须腹破。曷不留此一命，必欲杀之为快耶！医唯唯曰：吾见不到❷，姑已❸之。出语家人曰：吾去矣！此人书多口溜❹，不能与争也。病家以余逐其医而含怒，私谓，医虽去，药则存，且服其药，请来未迟。才取药进房，余从后追至，掷之沟中。病者殊错愕❺，而婉其辞曰：此药果不当服，亦未可知，但再有何法，可以救我？其二弟之不平，则征色❻而且发声矣。余即以一束❼，面辨数十条，而定理中汤一方于后。病者见之曰：议论反复精透，但参、术助胀，安敢轻用？大黄药已吃过二剂，尚未见行，不若今日且不服药，挨至明日，再看光景。亦无可奈何之辞也。余曰：何待明日？腹中真气渐散，今晚子丑二时，阴阳交剥之界，必大汗晕眩，难为力矣。病者曰：锉好❽一剂，俟半夜果有此症，即刻服下何如？不识此时，尚可及否？余曰：既畏吾药如虎，煎好备急亦通。余就客寝，坐待室中呼召，绝无动静。次早其子出云：昨晚果然出汗发晕，忙服尊剂，亦不见效，但略睡片时，仍旧作胀。进诊，病者曰：服药后，喜疾势不增，略觉减可。且再服一剂，未必大害。余遂以三剂药料作一剂，加人参至三钱，服过又进一大剂，少加黄连在内。病者扶身出厅云：内胀大减，即不用大黄亦可耐。但连日未得食，必用大黄些些❾，略通大便，吾即放心进食矣。余曰：如此争辩，还认作伤寒病，不肯进食，其实吃饭、吃肉，亦无不可。于是以老米煮清汤饮之，不敢吞粒。余许以次日一剂，立通大便。病者始快，其二弟亦快，云：定然必用大黄，但前后不同耳。次日，戚友俱至，病者出厅问药。余曰：腹中原是大黄推荡之泄粪，其所以不出者，以膀胱胀大，腹内难容，将大肠撑紧，任凭极力努挣❿，无隙可出。看吾以药通膀胱之气，不治大便，而大便自至，足为证验。于是以五苓散本方与服，药才入喉，病者即索秽桶，小便先出，大便随之，顷刻泄下半桶。观者动色，竟称华佗再出，然亦非心服也。一月后，小患伤风，取药四剂，与荤酒杂投，及伤风未止，并谓治胀亦属偶然，竟没其功。然余但恨不能分身剖心，指引迷津耳，实无居功之意也！

胡卣臣先生曰：世间不少血性男子，然肝脑无补者多矣。此段转移，全在危疑关头着力，所以为超。

【注释】

❶巷曲：巷子拐弯的地方。

❷吾见不到：见，见识；到，周密。即我的见识不周密。

❸已：停止。

❹口溜：言多善辩。

❺错愕：仓卒惊愕。

❻征色：从脸色上显露出来。本句源于《孟子·告子下》："征于色，发于声，而后喻。"

❼柬（jiǎn）：信札、名帖的统称。

❽锉（cuò）好：准备好。

❾些些：少许，一点儿。

❿挣：原作"睁"，今据豫注本、三味书局本改。

【赏析】

本案为截疟后转为臌胀之证。喻氏在《医门法律·疟证门·律三条》中对截疟药的使用时机及误用造成的后果有着详细的描述，"截者，堵截也。兵精饷足，寇至方可堵截。……误截因致腹胀者，每多坏事。即服药亦有避忌，疟将来可服药阻其来，将退可服药追其去。若疟势正盛，服药与之混战，徒自苦耳。但疟之来去既远，药不相及，五不当一，故服药妙在将来将去之时。"患者平素体丰面白，如《温热论》所言"面色白者，须要顾其阳气，湿盛则阳微也"，则阳虚夹湿可知，又夏月冷水灌汗、当风受凉，感受暑湿、疟邪，伏于少阳。误用药截10天之后，渐出现"胸腹间胀满日增。不旬日外，腹大胸高，上气喘急，二便全无，饮食不入"的危急证候。

综合分析，本证当属邪留胸腹，气滞湿阻水停，其病位与肝、脾、肾相关。疟邪入少阳募原，气机不畅，则胸胁胀满；误用苦寒辛燥之品截后伤脾，疟邪留流，久则肝失疏泄，脾失健运，清浊相混，中焦不通，脾阳更虚，无力运化水谷、水湿则食少、腹胀大，甚则二便不通。此属因虚致实之证，治宜塞应塞用，前医不辨虚实，而辨为"伤寒肠结"，欲以大黄二两攻下，故喻氏言其"杀人"。但专凭是否发热来判断寒热虚实，则略显不足。临床上医生当从舌脉、神色、情志等多方面辨别阳明腑实之实证腹胀与太阴脾虚之虚证腹胀。前者多见潮热、谵语、汗出、满面赤红、渴喜冷饮、腹部硬满疼痛拒按，"腹满不减，减不足言"，舌红苔黄燥，脉沉实；后者多面色淡白，腹痛绵绵，畏寒喜暖，喜温喜按，"腹满时减，复如故"，口不渴，或喜热饮，舌淡苔白，脉缓弱。两者治法，"一散一结，相去天渊"。前者宜攻，后者宜补。喻氏后面即是以理中汤、五苓散治之而愈。理中汤健脾温阳，散寒化湿，"兼阴阳体用而理之，升清降浊，两擅其长"，且重用人参补气健脾，恢复中焦气机枢转而治本。首次服药后病人仅觉"疾势不增，略觉减可"，显是药量不足，故后加重三倍剂量，人参加至三两，而取效。第二剂以理中温热之性，稍加黄连反佐，以消痞散结。最后用五苓散通阳利水治标，以收全功。

本案中喻氏除对患者细心诊疗外，还能直言力争，敢于负责。为使患者得到正确治疗，不惜与他医争辩，甚至患者家属误解也在所不惜。用药后"就客寝，坐待室中呼召"，直至病人转危为安。这种以病人利益为上、不计个人得失的医德值得医者学习。当然，在临床上，我们注意及时与患者及其家人沟通，注意方式方法也很有必要。

小　结

以上三案，均为疟证验案。疟疾，通常认为其病机为邪入少阳（募原），以截疟和解为大法，然喻氏所记载的病案均挟内伤或经误治，与常法有较大不同，体现了喻氏治疟的心得。

一、治疟时必求邪之所在。《医门法律·疟证门·律三条》言"凡治疟，不求邪之所在，辄行大汗大下，伤人正气者，医之罪也"。治疟多从少阳，但实际临床上当灵活看待，细心辨证，《内经》亦有"十二疟"之论。如陆六息案病位即主要在胃。

二、截疟法须注意使用时机，内伤转疟须防虚脱。疟疾反复发作，寒战、高热、大汗，极耗正气，尤其是大汗之时，易发生虚脱，故对挟内伤之人，当先预防。可提前以参汤服之，但疟疾已发时则不可用。截疟法亦不可在发作时使用。此经验与现代治疗疟疾药物在发作前服用的要求吻合。

三、疟证治疗及善后注意培养中气。疟邪伤正，易耗阴津汗液，而脾胃为水谷之海，气血生化之源，故治疗当顾护胃气，尤其后期应以调理脾胃为主，理中、香砂六君等可根据病情酌情使用。

案 15　详述陆平叔伤寒危证治验并释门人之疑

陆平叔文学，平素体虚气怯，面色萎黄，药宜温补，不宜寒凉，固其常也。秋月犹患三疟❶，孟冬❷复受外寒，虽逗寒热一班❸，而未至大寒大热。医者以为疟后虚邪，不知其为新受实邪也。投以参、术补剂，转致奄奄一息。迁延两旬，间有从外感起见者，用人参白虎汤，略无寸效。昏昏嘿嘿❹，漫无主持。弥留之顷，昆弟子姓❺仓皇治木❻，召昌诊视，以决行期❼之早暮，非求治疗也。昌见其脉未大坏，腹未大满，小水尚利，但筋脉牵掣不停，因谓此病九分可治，只恐手足痿废。仲景有云：经脉动惕者，久而成痿❽。今病已廿三日之久，血枯筋燥，从可识矣。吾今用法，治则兼治，当于仲景之外，另施手眼❾，以仲景虽有大柴胡汤两解表里之法，而无治痿之法。变用防风通圣散成方，减白术。以方中防风、荆芥、薄荷、麻黄、桔梗为表药，大黄、芒硝、黄芩、连翘、栀子、石膏、滑石为里药，原与大柴胡之制相仿，但内有当归、川芎、芍药，正可领诸药深入血分，而通经脉。减白术者，以前既用之贻误，不可再误耳。当晚连服二剂，第一剂殊若相安，第二剂大便始通。少顷睡去，体间津津有汗。次早再诊，筋脉不为牵掣，但阳明胃脉洪大反加，随用大剂白虎汤，石膏、知母，每各两许，次加柴胡、花粉、芩、柏、连翘、栀子一派苦寒，连进十余剂，神识始得渐清，粥饮始得渐加，经半月始起坐于床，经一月始散步于地。

【注释】

❶三疟：即三日疟，亦称三阴疟。清·秦景明《症因脉治·内伤疟疾·三疟》："三疟之症，三阴经疟也，……以其间两日而发，故名三疟症也……乃邪入三阴，其经深，其发迟，是以三日一发也"。

❷孟冬：冬季的第一个月，即农历十月。

❸逗寒热一班：处于寒热往来的状态之中。

❹昏昏嘿嘿：昏沉不语。昏，同"昏"。嘿，同"默"。

❺昆弟子姓：昆，兄也。昆弟，兄弟。子姓，子孙后辈。昆弟子姓，泛

指亲戚。

❻治木：制备棺材。

❼行期：行，离开。此指死亡时间。

❽经脉动惕者，久而成痿：此句出于宋本《伤寒论》160条。

❾手眼：方法，手段。

【赏析】

本案陆某平素体虚气怯，气血不足，患疟疾后，疟邪伏于半表半里，横连募原，内搏五脏。疟邪与正气相争，入与阴争，阴盛阳虚，则恶寒战栗；出与阴争，阳盛阴虚，则壮热汗出；与营卫相离，则发作停止；再入营卫与之相搏，则发作，因其病位较深，"其道远，其气深，其行迟，不能与卫气俱行，不得皆出"（《素问·疟论》），故发作间隔及病程均较长而成三（阴）疟。陆某之三疟从夏延至秋月，体虚更甚可知。初冬复感外寒，出现寒热往来，涉及少阳，此即《伤寒论》97条所谓"血弱气尽，腠理开，邪气因入，与正气相搏，结于胁下，正邪分争"也。治疗当以扶正祛邪，攻补兼施，和解为主。

前医误以为病后虚邪，妄用参、术之品温补，补益留邪，邪热内盛，化燥成实，闭塞神窍，则演化为三阳合病兼发黄证。其症见"逗寒热一班"、"奄奄一息"、"昏昏嘿嘿，漫无主持"、"筋脉牵掣不停"，大便不通，及下段所言之"平叔之脉，弦浮大而短气，鼻干不得汗，嗜卧，一身及面目悉黄"。脉弦浮大，弦为少阳之脉，浮为太阳，大为阳明，故为三阳合病之脉。无汗为太阳表证未除，卫气不利；鼻干、神昏为阳明里热，化燥伤津，上扰心神；大便不通为里热伤津，邪气壅滞，胃肠燥结；往来寒热为邪入少阳；身黄为少阳三焦决渎失司，水湿内停，与热相合，熏灼肝胆，疏泄失常；嗜卧、筋脉牵掣为湿热在里，湿性重着缠绵，气血不利，筋脉失养。病势虽重，但小便利则津液未竭，腹未大满则气机壅滞未甚，尚未发展至三焦壅塞，气机闭阻，邪无出路之地步，故言可治。喻氏以防风通圣散加减，治以泻热通便，外散表邪。方中黄芩、连翘、栀子、石膏、滑石清热利湿；硝黄通便；荆、防、薄荷、麻黄、桔梗发散邪气，以解除邪气内闭之势；归、芍、芎和血养血通血脉；去白术防其温燥伤阴之弊。用后邪得外出，腑气通畅，津液得行，大便得通，筋脉亦不牵掣。但方中发表药略多，有伤津化热之虞，故服后脉洪大反甚。以大剂白虎加柴胡、栀子、芩、柏之属，清泄里热而取效，患者神志渐清。

　　人见其康复之难，咸忧其虚。抑且❶略一过啖❷，即尔腹痛便泄，俨似❸虚证。昌全不反顾，但于行滞药中加用柴胡、桂枝，升散余邪，不使下溜而变痢以取愈❹。然后改用葳蕤、二冬，略和胃气，间用人参不过五分，前后用法，一一不违矱❺，乃克起九死于一生也。门人不解，谓先生治此一病，藉有天幸。《内经》云：盛者责之，虚者责之。先生今但责其邪盛，而不责其体虚，是明与《内经》相背也。余笑曰：吾非鹜❻末忘本，此中奥义，吾不明言，金针不度❼也。缘平叔所受外邪，不在太阳，而在阳明，故不但不恶寒，且并无传经之壮热，有时略显潮热，又与内伤发热相仿，误用参、术补之，邪无出路，久久遂与元气混合为一。如白银中倾入铅铜，则不成银色。所以神识昏惑，嘿嘿不知有人理耳。又阳明者，十二经脉之长，能束筋骨而利机关。阳明不治，故筋脉失养，而动惕不宁耳。然经虽阳明，而治法迥❽出思议之表。仲景云：阳明居中土也，万物所归，无所复传❾。又云：伤寒欲再作经者，针足阳明，使邪不传则愈❿。凡此皆指已汗、已下、已传经之邪为言，故中土可以消受。若夫未经汗下，未周六经，方盛之邪，中土果能消之否耶？所以仲景又云：阳明中风，脉弦浮大而短气，腹都满，胁下及心痛，久按之气不通，鼻干不得汗，嗜卧，一身及面目悉黄，小便难，有潮热，时时哕，耳前后肿。刺之小差，外不解。病过十日，脉续浮者，与小柴胡汤；脉但浮，无余证者，与麻黄汤；若不尿，腹满加哕者，不治⓫。平叔之脉，弦浮大而短气，鼻干不得汗，嗜卧，一身及面目悉黄，过经二十余日不解，悉同此例。第⓬其腹未满，小水尚利，则可治无疑。然治之较此例倍难者，以非一表所能办也。今为子辈畅发其义。夫天包地外，地处天中，以生、以长、以收、以藏，元穹不尸其功，而功归后土⑬。故土膏⑭一动，百昌⑮莫不蕃茂[16]；土气一收，万物莫不归根。仲景之言中土，但言收藏，而生长之义，在学人自会。设偏主收藏，则是地道有秋冬，无春夏，能化物而不能造物矣。治病之机亦然。平叔之病，举外邪而锢诸中土，则其土为火燔[17]之焦土，而非膏沐之沃土矣。其土为灰砂打和之燥土，而非冲⑱纯之柔土矣。焦土燥土，全无生气，而望其草木之生也，得乎？吾乘一息生机，大用苦寒，引北方之水，以润泽其枯槁，连进十余剂，其舌始不向唇外吮咂⑲。所谓水到渠成。乃更甘寒一二剂，此后绝不置力者，知其饮食入胃，散精于脾，如灵雨霡霂⑳，日复一日，优渥沾足㉑，无藉人工灌溉，而中土可复稼穑之恒耳。必识此意，乃知吾前此滥用苦寒，正以培生气也。生气回而虚者实矣。夫岂不知其素虚，而反浚㉒其生耶！

【注释】

❶抑且：况且，而且。

❷啖（dàn）：食。

❸俨（yǎn）似：真切，逼真的样子。

❹取惫：取，招致。惫，困顿，衰竭。

❺矱（yuē）：尺度。

❻骛（wù）：追求，强求。亦作"务"。

❼金针不度：金针，出自元·金好问《论诗》诗："鸳鸯绣了从教看，莫把金针度与人。"传说有名叫郑采珠的姑娘，七夕祭织女，织女送她一根金针，从此她刺绣的技能更为精巧。此处指秘法，诀窍。度，通"渡"，引申为传授。

❽迥（jiǒng）：差得远，截然不同。

❾阳明居中……无所复传：本句出于宋版《伤寒论》184条，"阳明居中土也"，作"阳明居中，主土也"。

❿伤寒欲作再经……则愈：本句出于宋版《伤寒论》第8条。

⓫阳明中风……不治：本句出于宋版《伤寒论》231、232条。其中"一

身及面目悉黄"作"一身及目悉黄","差"通"瘥",瘥愈之意。

⑫第：只是，但。

⑬元穹不尸其功，而功归后土：元穹，苍天。尸，执掌、主持、承担。后土，对大地的尊称。本句意为上天不承担他的职能，那么万物生长化收藏的功劳就归于大地。

⑭土膏：土中的养分养料。

⑮昌：豫注本作"草"，可从。

⑯蕃茂：繁盛。

⑰燔（fán）：焚烧。

⑱冲：平和。

⑲吮咂（zā）：吮吸。

⑳灵雨霡霂（mài mù）：霡霂，亦作"霢霂"，小雨。灵雨霡霂，指好雨小雨。

㉑优渥（wò）沾足：雨水充足地润湿。语出《诗·小雅·信南山》"益之以霡霂，既优既渥，生我百谷。"渥，丰厚。优渥，优越丰厚，亦指雨水充足。沾，浸湿。

㉒浚（jùn）：压榨，此指残害。

【赏析】

本段为喻氏后期调养之法及对陆平叔伤寒危症预后准确判断的理由及心得。陆某病程长、病情重，所谓"病来如山倒，病去如抽丝"，恢复时间也较长。患者过食则腹痛腹泻，脾胃不和可知。但因患者平素气血不足，面色萎黄，大病虽去，亦不可大剂温补。此即《温热论》言"面色苍者，须要顾其津液，清凉到十分之六七，往往热减身寒者，不可就云虚寒而投补剂，恐炉烟虽熄，灰中有火也，须细察精详，方少少与之，慎不可直率而往也"之意。故喻氏并不急于扶正，反于理气行滞药中加柴胡、桂枝以升散余邪，使邪气依次外出，此即是表里同病时大多情况应采用的方法，即里证不重不急时，当遵循"先表后里"的原则，表解乃可治里。次以玉竹、二冬等甘寒药，兼略和胃气而愈。相关内容喻氏已在《卷一·辨王玉原伤寒后余热并永定善后要法》一案中有详细论述："清热亦有二法：初病时之热为实热，宜用苦寒药清之；大病后之热为虚热，宜用甘寒药清之"，可与本案互参。以方测证，患者后期应有口渴、舌红少苔，脉细数之症。

本段喻氏引《伤寒论》诸条言阳明胃土在治疗调养中的重要性，尤其引231、232条说明对此危症预后之判断，令人信服，亦证明喻氏的高超医术及经典医籍的魅力。

案16　面议何茂倩令媛❶病单腹胀脾虚将绝之候

从来肿病，遍身头面俱肿，尚易治。若只单单腹肿，则为难治。此其间有所以然之故，不可不辨也。盖传世诸方，皆是悍毒攻劫之法，伤耗元气，亏损脾胃，可一不可再之药。纵取效于一时，倘至复肿，则更无法可疗，此其一也。且遍身俱肿者，五脏六腑，各有见症，故泻肝、泻肺、泻膀胱、泻大小肠之药，间有取效之时，而单单腹肿，则中州之地，久窒其四运之轴❷，而清者不升，浊者不降，互相结聚，牢不可破，实因脾气之衰微所致。而泻脾之药，尚敢漫用乎？此又其一也。且肿病之可泻者，但可施之西北壮盛，及田野农夫之流，岂膏粱❸老少之所能受。设谓肿病为大满大实，必从乎泻，则病后肿与产后肿，将亦泻之耶？此又其一也。且古方原载肿病五不治：唇黑伤肝，缺盆平伤心，脐出伤脾，背平伤肺，足底平满伤肾，此五者不可治矣。是其立方之意，皆非为不可治之症而设。后人不察，概从攻泻者，何耶？惟理脾一法，虽五脏见不治之症，而能治者尚多，此又其一也。张子和以汗吐下三法，劫除百病，后人有谓子和之书，非子和之笔，乃麻征君❹文之者，诚为知言。如常仲明❺云：世人以补剂疗病，宜乎不效者，此则过信刘张❻之学，而罔顾元气之赢劣耳。所以凡用劫夺之药者，其始非不遽❼消，其后攻之不消矣，其后再攻之如铁石矣。不知者见之，方谓何物邪气，若此之盛；自明者观之，不过为猛药所攻，即以此身之元气，转与此身为难首❽，实有如驱良民为寇之比。所谓赤子盗兵，弄于潢池❾，亶❿其然哉！明乎此，则有培养一法，补益元气是也；则有招纳一法，升举阳气是也；则有解散一法，开鬼门洁净府是也。三法虽不言泻，而泻在其中矣，无余蕴矣。

胡卤臣先生曰：胀满必从乎泻，然善言泻者，补之中无非泻也。观者须识此意，始得立言之旨。

【注释】

❶令媛：称对方的女儿的敬辞。也称"令爱"。

❷四运之轴：此指脾胃升清降浊，运化水谷精微，居中央而灌溉四旁的功能。

❸梁：通"粱"。膏粱，此指富贵人家。

❹麻征君：即金代医家麻九畴。字知几，号征君。为名医张子和弟子，尽传其学，并参与整理张子和《儒门事亲》。

❺常仲明：即金代医家常德，字仲明。为名医张子和弟子，参与整理《儒门事亲》。

❻刘张：刘完素与张子和。

❼遽（jù）：立刻，马上。

❽难（nàn）首：祸难之首。难，灾难，祸害。

❾赤子盗兵，弄于潢池：百姓盗窃武器，起来造反。赤子，百姓。潢池，"即"天璜"，本星名，转义为天子之池，借指皇室。语出《汉书·循吏传·龚遂》："海濒遐远，不霑圣化，其民困于饥寒而吏不恤，故使陛下赤子，盗弄陛下之兵于潢池中耳。"后因以"潢池弄兵"谓叛乱，造反。此处借以说明元气为泻药所伤，与邪气结为一体，转与机体为敌，好像"驱良民为寇"。

❿亶（dǎn）：实在，诚然。

【赏析】

本案与案14"力争截疟成胀临危救安奇验"均为单腹胀相关病案，可互看合参。前案偏于治疗过程描述，本案则侧重于喻氏学术思想的阐发。遍身头面俱肿在中医为水肿，而单腹胀则名臌胀、积病、蛊胀、蜘蛛蛊、蜘蛛胀等。早在《内经》中即有论述，如《灵枢·水胀》"腹胀何如？岐伯曰：腹胀身肿大，大与肤胀等也，色苍黄，腹筋起，此其候也。"本病以腹部胀大如鼓，皮色苍黄，脉络暴露为特征。大致相当于西医学的肝硬化腹水、结核性腹膜炎、红斑狼疮、腹内肿瘤伴腹水等病范畴。

喻氏认为其病因病机主要因为脾气衰微所致，使"中州之地，久窒其四运之轴，而清者不升，浊者不降，互相结聚，牢不可破"，所以他在《医门法律·卷六·胀病论》中言"胀病亦不外水裹、气结、血凝"、"凡有癥瘕、积块、痞块，即是胀病之根"，这与后世所认为鼓胀的病机是由于气、血、水、虫等瘀积体内，肝、脾、肾三脏功能失调而成，十分接近，说明喻氏对鼓胀的病因认识和病机分析已非常深刻。

在治疗上，因当时许多医家多以"去菀陈莝"为主，常用张子和汗、吐、下三法，而"罔顾元气之赢劣"地一味攻伐，喻氏批判"传世诸方，皆是悍毒攻劫之法，伤耗元气，亏损脾胃"，为"可一不可再之药"，不可久用。并以其丰富的临证经验指出，"凡用劫夺之药者，其始非不遽消，其后攻之不消矣，其后再攻之如铁石矣"，不可求一时之快，而宜缓缓图之，正确途径是"惟理脾一法，虽五脏见不治之症，而能治者尚多"。这种认识与现代医家的论述亦较为贴近。盖本病属本虚标实，虚实错杂。其本虚为肝脾肾俱虚，标实为气血水互结，壅滞腹中，相因为患。治宜攻补兼施。此病初期以实证居多，治疗当以祛邪为主，可根据气滞、血瘀、水停之轻重，分别侧重于理气、活血、利水之法。若水邪壅盛，亦可暂予攻逐水饮之法。若一味蛮攻，初投或能暂缓症状，其后必致病情反复加重，即使加大剂量，却可导致病情恶化。因此时病人元气衰惫，尪赢毕现，邪气鸱张，结聚胶固，致攻补两难而十分棘手。后期则多以正虚为主，当以温阳或滋阴法为主，兼以祛邪。

喻氏提出治鼓胀三法对后世启发较大：培养、招纳、解散，熔攻、补、消于一炉，并顾护脾胃。"培养一法，补益元气是也；则有招纳一法，升举阳气是也；则有解散一法，开鬼门洁净府是也"，其所谓培养、招纳两法，多指参、苓、术、草、羌、芎、归、芍等甘养升发之品；解散一法，则指大黄、槟榔、水蛭、三棱、莪术等化积消瘀药。具体方药可参见《医门法律·胀病论》所附治胀病方九首。

单腹胀，属中医四大难症"风"、"痨"、"臌"、"膈"之一，历来认为难治，治疗难以速效，只宜缓图。除药物治疗外，患者在生活起居、饮食、情志等方面也需配合调节，方可取得较好疗效。

案 17　辨痢疾种种受症不同随症治验

（1）胡太夫人，偶然肚腹不宁，泻下数行。医以痢疾药治之，其利转多。更引通因通用之法，用九蒸大黄丸三钱下之，遂扰动胃气胀痛，全不思食，有似噤口痢状。余诊之，见六脉皆沉而伏，应指模糊。亟曰：此非痢疾之症，乃误治之症也。今但安其胃，不必治痢，而痢自止；不必治胀痛，而胀痛自止。于是以四君子汤为主治，少加姜、蔻暖胃之药，用之二剂，痢果不作。但苦胃中胀痛不安，必欲加入行气之药，以冀胀消痛止，而速得进食。余固争曰：宁可缓于食，不可急于药。盖以前因误药，引动胃气作楚❶，如治乱民，惟有安之之法。若再加行气，则胀痛必无纪极❷。坚持前说，即用橘皮和中，亦须炒而又炒，绝不惹动其气。凡五日未得大便，亦不惹动其便，听其缓缓痛止胀消，食进便利。共七日全安。浑不见药之功，其实为无功之功也。噫！今之随主见❸而图可喜之功者，即生出事端，亦谓病之所有，非医之所造。谁悬明鉴❹，而令丝毫莫遁耶？此所以成时医之世界也。

【注释】

❶楚：痛苦。

❷纪极：终极、限度。

❸主见：病主的见解。

❹明鉴：明亮的镜子。引申为人善于识别事物；明察。

【赏析】

本案胡太夫人，应属挟虚泻下之证误用清热利湿缓下之九蒸大黄丸后，出现纳差、胃痛、胀气，似噤口痢。更见六脉皆沉而伏，应指模糊，故断为虚证。脾胃虚寒，升降失常，以四君子汤少加生姜、白蔻仁健脾益气，温中行气。此证因虚而滞，而理气之品又可耗气，故即使用橘皮等药，亦须"炒而又炒"缓和其性，且不可多，小量为宜。案后喻氏以治乱民为喻，说明保护胃气，不可妄加行气动气之品的道理，与吴鞠通所言"治中焦如衡，非平不安"之理吻合。另外，部分医生治疗漫无定见，不顾病情一味顺从病人要求而"图可喜之功"的陋习，亦可为今之医者诫。

（2）张仲仪初得痢疾三五行，即请往诊，行动如常，然得内伤之脉，而夹少阴之邪。余诊毕，即议云：此症仍宜一表一里，但表药中多用人参，里药中多用附子，方可无患。若用痢疾门诸药，必危之道也。仲仪以平日深信，径取前药不疑，然疾势尚未著也。及日西，忽发大热，身重如巨石，头在枕上，两人始能扶动，人事沉困，举家惶乱，忙忙服完表里二剂。次早诊时，即能起身出房，再与参附药二剂全安。若不辨症用药，痢疾门中，几曾有此等治法乎！况于疾未著而早见乎！

【赏析】

本案张氏痢疾仅日三五行，行动如常，然喻氏脉学功底深厚，从其"得内伤之脉"，认为病属三阴，舍证从脉。又言"夹少阴之邪"，必见"脉微细，但欲寐"，腹痛绵绵，喜温喜按，畏寒喜暖，舌淡苔白等症，为脾肾阳衰，火不生土，兼寒湿阻滞。刻下虽行动如常，然此病已伤及根本，阴阳离绝就在眼前，故急用参附汤益气回阳，救逆固脱。患者当晚表现也印证喻氏医术见识之高，幸得喻氏提前备药而得安。

（3）周信川年七十三岁，平素体坚，不觉其老。秋月病痢，久而不愈。至冬月成休息痢，一昼夜十余行，面目浮肿，肌肤晦黑，求治于余。余诊其脉沉数有力，谓曰：此阳邪陷入于阴之症也。吾当以法治之，尚可痊愈，明日吾自袖药❶来面治。于是以人参败毒散本方煎好，用厚被围椅上坐定，置火其下，更以布条卷成鹅蛋状，置椅褥上，殿❷定肛门，使内气不得下走。然后以前药滚热与服。良久又进前药。遂觉皮间有津津微润。再溉❸以滚汤，教令努❹力忍便，不得移身。如此约二时之久，皮间津润总未干。病者心躁畏热，忍不可忍，始令连被卧于床上。是晚止下痢二次。已❺后改用补中益气汤，一昼夜止下三次，不旬日而全愈。盖内陷之邪，欲提之转从表出，不以急流挽舟之法施之，其趋下之势，何所底❻哉！闻王星宰世兄患久痢，诸药不效，苏郡老医，进以人参败毒散，其势差减，大有生机，但少此一段斡旋❼之法，竟无成功。故凡遇阳邪陷入阴分，如久疟、久痢、久热等症，当识此意。使其缓缓久久，透出表外，方为合法。若急而速，则恐才出又入，徒伤其正耳！

【注释】

❶袖药：带药。袖，藏物于袖中，引申为带。

❷殿：豫注本注，当作"垫"。

❸溉：浇灌。

❹努：原作"弩"，按豫注本注改。下同。

❺已：通"以"。

❻底：通"抵"。

❼斡旋：豫注本作"斡旋"，当是。斡旋，调解周旋，扭转挽回。

【赏析】

本案周翁之病，为喻氏"逆流挽舟"用药的经典验案。周氏老人病痢，从秋至冬，久而不愈，乃至"一昼夜十余行，面目浮肿，肌肤晦黑"，当属正虚邪恋，而"脉沉数有力"，面浮肤黑，则邪实壅滞，水湿为患可知。以方测证，患者当兼有发热恶寒，头痛，鼻塞流涕，关节酸痛等表证，故喻氏断为"此阳邪陷入于阴之症"。在《金匮要略·呕吐哕下利病脉证治第十七》"下利脉反弦，发热身汗者，自愈"的启发下，在张从正创造性运用汗法调和营卫，疏通气血以治疗腹泻的启示下，首创"逆流挽舟"之法。喻氏认为痢疾发病多在夏秋炎暑季节，"《内经》冬月伤寒，已称病热，至夏秋暑湿三气交蒸互结之热，十倍于冬月矣"（《医门法律·卷五·痢疾论》，下同），湿热之邪外感致病，"外感三气之热而成下痢"，引起少阳之气不升，清气下陷而为利，气机不畅则为滞。在发病过程中，有表里传变的关系，外邪从表入里为逆，由里出表为顺。若在表之邪失于表散，久痢邪入阴分或阳气下陷者，皆为逆。对于此类表邪未尽，外感挟湿痢疾，当"下痢必从汗，先解其外，后调其内"，"首用辛凉解其表，次用苦寒以清其里"。先用人参败毒散益气解表止利，逆流挽舟，后以补中益气汤培补中气，升清降浊，而收全功。患者年高久利，正气虚衰，无力托邪外出，邪陷入阴，盖不借人参之大力扶正，则无以祛邪外出；非羌活、独活、柴胡、前胡、桔梗引阳上行，无以逆挽其下陷之邪；配苓、草、芎以健脾益气和气血。

案中煎服调护法亦值得我们参考借鉴。喻氏用人参败毒散煎汤热服，同时加以厚被火熏取汗，将内陷之邪提之从表而出；同时因周翁年迈气虚下陷，以布卷垫肛，不使内气下走，则升提之药力易于发挥。如此上提下塞，一举获效，其护理技巧不无关系。另一苏郡老医，对类似患者同用人参败毒散，"但少此一段斡旋之法，竟无成功"，可见护理得当亦为病情痊愈的重要因素。

（4）朱孔阳年二十五岁，形体清瘦，素享安逸。夏月因构讼❶，奔走日中，暑湿合内郁之火，而成痢疾。昼夜一二百次，不能起床，以粗纸铺于褥上，频频易置。但饮水而不进食，其痛甚厉，肛门如火烙，扬手踢足，躁扰无奈。余诊其脉，弦紧劲急，不为指挠❷。谓曰：此症一团毒火，蕴结在肠胃之内，其势如焚，救焚须在顷刻，若二三日外，肠胃朽腐矣！于是以大黄四两，黄连、甘草各二两，入大砂锅内煎，随滚随服。服下人事稍宁片刻，少顷仍前躁扰。一昼夜服至二十余碗，大黄俱已煎化，黄连、甘草，俱煎至无汁。次日病者再求前药，余诊毕，见脉势稍柔，知病可愈。但用急法，不用急药，遂改用生地黄、麦门冬各四两，另研生汁，而以天花粉、牡丹皮、赤芍、甘草各一两，煎成和汁，大碗咽之。以其来势暴烈，一身津液，从之奔竭，待下利止，然后生津养血，则枯槁一时难回。今脉势既减，则火邪俱退，不治痢而痢自止，岂可泥润滞之药，而不急用乎！服此药，果然下痢尽止，但遗些少气沫耳。第三日，思食豆腐浆。第四日，略进陈仓米清汁。缓缓调至旬余，方能消谷。亦见胃气之存留一线者，不可少此焦头烂额之客耳。

【注释】

❶构讼：造成诉讼，即打官司。

❷挠：屈服、弯曲。

【赏析】

本案朱某，下利昼夜一二百次，"饮水而不进食，其痛甚厉，肛门如火烙，扬手踢足，躁扰"，脉弦紧劲急，内里一派热毒炽盛可知，热毒挟湿，壅滞肠中，迟则损伤络脉，腐败气血，肠中脂膜血络，将化为脓血，即喻氏所言"二三日外，肠胃朽腐"，更加危急，故急当清热泻火解毒，急救其焚为宜。以重剂频服，"大黄四两，黄连、甘草各二两，入大砂锅内煎，随滚随服"，病势乃衰，脉稍柔。复诊以大剂生地、麦冬、天花粉、丹皮、赤芍清热滋阴凉血，调理收功而愈。本病初期热毒暴痢，来势汹汹，非此大剂频服，不能直折；后期邪势已缓，则清热药中渐加生津之品。

病后痢止调护，医者亦须留心。喻氏由流质、半流质，缓缓调至旬余，方过渡至正常饮食，盖大病过后，余邪未净，元气未复，脾胃尚弱，肠道损伤未复，不可急于进食。此虽小处，若不留意，常可致病情反复，余邪复萌，酿生变证矣。

（5）陈汝明病痢，发热如蒸，昏沉不食，重不可言，至第三日，危急将绝，方请余诊。其脉数大空虚，尺脉倍加洪盛。谓曰：此两病而凑于一时之症也。内有湿热，与时令外热相合，欲成痢症，尚不自觉。又犯房劳，而为骤寒所乘，以故发热身重，不食昏沉，皆属少阴肾经外感。少阴受邪，原要下利清白，此因肠中湿热，已蒸成猪肝鱼脑败浊之形，故色虽变而下利则同也。再用痢疾门药一剂，即刻不救矣！遂忙以麻黄附子细辛汤一剂，与之表散外邪，得汗后热即微减。再以附子理中汤，连进二剂，热退身轻能食。改用黄连理中汤丸，服至旬日全安。

【赏析】

本案陈某发热如蒸，神昏不食，危急将绝，似为热病神昏，但其脉数大空虚，与《伤寒论》281条少阴病提纲证"脉微细，但欲寐"有相类同之处，表明在里之阳已虚，虚阳浮越；尺脉倍加洪盛，还挟下焦湿热。喻氏断为少阴兼表，用麻黄附子细辛汤温经解表。然观其汗后仅身热微减，而后用附子理中汤后，热退身轻能食，恐其热未必是兼表热，而为虚阳外越之假热之可能性大。因患者根本之元阳将脱，故以急救回阳为要，待下焦阳回后再用黄连理中（即理中汤加黄连）汤丸温中祛寒，兼清湿热。

（6）叶茂卿幼男病痢，噤口发热十余日，呕哕连声不断。诊其关脉，上涌而无根；再诊其足脉，亦上涌而无根。谓其父曰：此非噤口痢之症，乃胃气将绝之症也。噤口痢者，虚热在胃，壅遏不宣，故觉其饱而不思食，治宜补虚、清热两法。此因苦寒之药所伤，不能容食，治惟有颛颛❶温补一法而已。于是以理中汤，连投二剂，不一时痢下十余行，遍地俱污。茂卿恐药不对症，求更方。余曰：吾意在先救胃气之绝，原不治痢。即治痢，人之大小肠，盘叠腹中甚远，虽神丹不能遽变其粪。今藉药力催之速下，正为美事，焉可疑之！遂与前药，连服三日，人事大转，思食不哕，痢势亦减。四日后止便糟粕，以补中益气汤调理，旬日全安。此可见小儿之痢，纵哕伤胃者多，内有积热者少，尤不宜轻用痢疾门中通套治法也。

【注释】

❶颛颛（zhuān zhuān）：用心专一貌。颛，通"专"。犹言区区。

【赏析】

本案叶姓男童，发热、痢疾，饮食不下，关脉及足脉皆"上涌而无根"，为脾损及肾，真元大损；更见呕哕连声不断，故断为"胃气将绝"，其发热为虚阳外越无疑。若病以下利为主，可用四逆加人参汤之类，现以呕哕为主，胃气将绝，故急用理中汤专事温补以救胃气之垂绝为先，缓以补中益气汤调理善后而收全功。

（7）浦君艺病痢疾，初起有表邪未散，而误用参、术固表，使邪气深入。又误服黄连凉解，大黄推荡。治经月余，胃气不运，下利一昼夜百余行。一夕呕出从前黄连药汁三五碗，呕至二三次后，胃与肠遂打为一家，内中幽门、阑门，洞开无阻，不但粥饮直出，即人参浓膏，才吞入喉，已汩汩❶从肠奔下。危急之中，诸昆玉❷及内戚俱探余曰：此症可无恐乎？余曰：在此用药，便有可恃，吾岂不知病势之危，但无别人可任，姑以静镇之，而殚力❸以报知己耳。于是以大剂四君子汤，煎调赤石脂、禹余粮二味，连连与服。服后其下奔之势少衰，但腹中痛不可忍。君艺曰：前此下痢虽多，然尚不痛，服此药而痛增，未可再服矣！余曰：此正所谓通则不痛，痛则不通之说也。不痛则危，痛则安，何乐而不痛耶！仍以前药再进，俟势已大减，才用四君子倍茯苓，十余剂全安。

胡卣臣先生曰：闭门造车，出而合辙，使郡邑医学中，仿此议病，先衡量所造高下，然后用之则可矣。

【注释】

❶汩汩：当为"汩汩（gǔ gǔ）"，象声词。形容水或其他液体流动的声音。

❷昆玉：对人兄弟的敬称。

❸殚力：竭尽全力。

【赏析】

本案浦某表证误补，闭门留寇，引邪深入；又误服大黄、黄连苦寒清热攻下之品，反复误治，损伤脾阳，胃气大伤，中土不运，幽门阑门洞开无阻，一昼夜下痢百余次，此为正虚滑脱之证，急以大剂四君子汤，煎调赤石脂、禹余粮，以补脾益胃，涩肠固脱。后以四君子倍茯苓十余剂而愈，此方除健脾外，倍茯苓则为取"急开支流"，"利小便以实大便"之意，补而不壅。其间虽见腹痛加剧，然喻氏胸有成竹，认定其为正气恢复能与邪争之象，仍用前方加减，真名医风范也！

小 结

痢疾，古称"肠澼"、"滞下"，以腹痛、腹泻、里急后重、大便呈赤白黏冻或脓血为主要临床表现，与西医学的细菌性痢疾、阿米巴痢疾、溃疡性结肠炎或某些食物、药物中毒表现类似。痢疾有虚实之分，实者当以通因通用、逆流挽舟、急开支河治之；虚者当健脾扶正。喻氏治痢的原则与方法在本节中均有体现。如《医门法律·痢疾论》中言："实者，邪气之实也，虚者正气之虚也。七实三虚，攻邪为先；七虚三实，扶正为本。十分实邪，即为壮火食气，无正可扶，急去其邪，以留其下；十分虚邪，即为奄奄一息，无实可攻，急补其正，听邪自去。故医而不知变通，徒守家传，最为误事。"在本节中，七实三虚者，案（3）即是；七虚三实，案（1）、（5）即是；十实者，案（4）即是；十虚者，案（2）、（6）、（7）即是。

因名为"滞下"，本病之机不离一个"滞"字，故行滞为中医治痢的一大特点。观历代医家，大多认为"无积不成痢"（《证治汇补·下窍门》，下同），"痢乃湿、热、食积三者"，又以湿热证型为多，故以消积导滞、清热利湿、通因通用为常法。然本节七例痢疾病案，均非以常法治之。本节除案（4）外，均为温补法取效，且用人参，有力地驳斥了当时医界对"伤寒无补法"、"邪得补弥炽，断不可用"等人参应用的偏见，他在《寓意草·论治伤寒药中宜用人参之法以解世俗之惑》中，专篇阐明了人参在扶正祛邪中的种种意义，提出了伤寒论病有的宜用人参，尤其是虚弱之体必用人参少许于表药中，少助元气以为驱邪之主。并在此基础上提出了治痢之"律三条"：凡治痢不分标本先后，概用苦寒者，医之罪也！凡治痢不审病情虚实，徒执常法，自恃颟门者，医之罪也！凡治痢不分所受湿热多寡，辄投合成丸药误人者，医之罪也！

喻氏注重脾胃正气，临床上灵活变通，机圆活法，辨证、用药、调护均有独到之处，值得我们学习。七个病案中，除案（4）外，均用四君子汤、理中汤、补中益气汤、参附汤加减，全为调理脾胃或回阳救逆、保存胃气之法；即使是"一团毒火"结于肠胃之案（4），后期亦用豆腐浆、陈仓米清汁缓缓调养旬余，使胃气渐得恢复。以上皆说明了注重脾胃的重要性。其在《医门法律·痢疾论》中还提出痢疾"以大肠为标，胃为本"；"手足阳明为标，少阳相火为本"。盖胃为水谷之海，肠中糟粕来自胃中，故痢下虽出于大肠，实源于胃。治病必求于本，澄本清源，尤其胃失和降明显者，更应注重胃气通降及腐熟功能的恢复，使胃气和，腑气通，水谷化而痢自止。因痢疾见腹痛、里急后重，为胃肠气机不畅之象，而少阳主枢，主全身气机条达舒畅，为春生之气。其气生而万物荣，其气衰则万物秧。胃肠之气需得少阳之气的生发，方能发挥正常功能，故治疗上需升发少阳，调理胃肠。故喻氏言"水谷从少阳之火化，变为恶浊，而传入大肠。不治少阳，但治阳明，无益也"。

案18　面议少司马李萍槎先生误治宜用急疗之法

老先生玉体清瘦，澹泊宁静以御神，病邪无从窃入，虽食饮素约，然三日始一更衣❶，出孔比入孔❷尤约❸，故精神有余，足以虑周当世，而中外倚毗壮猷❹也。偶因大便后寒热发作有时，颇似外感，其实内伤，非感也。缘素艰大便，弩睁❺伤气，故便出则阴乘于阳而寒，顷之稍定，则阳复胜阴而热也。若果外感之寒热，何必大便后始然耶？此时但宜以和平之剂治内伤，辅养元气为上。加入外感药，驱导兼行，必致内伤转增。奈何先生方欲治肠中之燥，医家又欲除内蕴之湿，不思肠燥为相安之恒❻，可以不治。即治之不过润肠生血，亦无不可。若乃见为湿热，而用滑利之药以驱导之，则误甚矣！盖瘦人身中以湿为宝，有湿则润，无湿则燥。今指燥为湿，是指火为水也。且膀胱者水道也，大肠者谷道也。以三日一便之肠，误用滑药，转致澼❼出无度，犹不悔悟。每一大遗❽，辄矜❾祛湿之力，世间岂有湿从谷道而出之理哉！不过因主人暂快大肠之润，而谬饰其词耳。讵❿知沧海不足以实漏卮⓫，而元气日削乎！始之阴阳交胜者，渐至交离，而阴从泻伤，阳从汗伤。两寸脉浮而空，阳气越于上；关尺脉微而细，阴气越于下。不相维附，势趋不返矣。然汗出尚有时，而下利则无时，究竟阴阳之气，两竭于下，便出急如箭，肛门热如烙，此时尚以滑石、木通、猪苓、泽泻等，分利小水以止泄，不知阴虚自致泉竭，小便从何得来？止令数十年大肠之积蓄尽空，仰给于胃脘，食入毋俟停留，已挈柄而挹之下注⑫。久久胃不能给，遂将肠中自有之垢，暗行驱下，其臭甚腥，色白如脓。垢尽而肠气亦不留，只是周身元气至宝，坐耗于空虚之府。非不服人参大补，然药力入胃则肠空，入肠则胃空，便出则肠胃俱空。繇是下空则上壅，胸膈不舒，喉间顽痰窒塞，口燥咽干，彻夜不寐。一切食物，惟味薄质轻者，胃中始爱而受之。此时尚图养血安神，调脾祛痰，旷日缓治，其不达时宜也甚矣！夫宣房瓠子之决，天子公卿，咸轻掷金马璧鸡奠之，以策群力，而襄底定⑬。请以朝廷破格之法，而通于医药可乎？草野罔识忌讳，或者可与图功耳。

【注释】

❶更衣：古人入厕必更衣，故为大小便之雅称，此指大便。

❷出孔、入孔：入孔，指经口摄入的食物。出孔，指肛门排出的粪便。

❸约：简约，引申为少。

❹足以虑周当世，而中外倚毗（pí）壮猷（yóu）：指李司马精力充沛，能周密地思考问题，处理事务，且内外宏伟计划都要依靠他去完成。虑，思虑；周，周详；倚，依靠；毗，辅助；壮，宏伟；猷，计谋。

❺弩睁：据豫注本注，当作"努挣"。

❻恒：常。

❼澼（pì）：肠间水。

❽大遗：指大便排出量很多。

❾矜（jīn）：自夸。

❿讵（jù）：岂，怎。

⓫漏卮（zhī）：古时指有漏洞的盛酒器。本句意为沧海之水不足以注满渗漏的酒器。比喻脾胃化生的津液，不足以弥补服滑肠药而损失的大肠津液。语本《淮南子·氾论训》："今夫溜水足以溢壶榼，而江河不能实漏卮。"

⓬挹（yì）之下注：指将刚入胃的饮食被挹注于大肠而排泄于外。挹，舀水。

⓭夫宣房瓠（hù）子之决，天子公卿，咸轻掷金马璧鸡莫之，以策群力，而襄底定：本句引用的典故为：东汉时宣房宫瓠子口河决，汉武帝与公卿（官吏）以贵重的金马璧鸡来破格奠祭，同大家一道，最终修复了决口。喻医生治疗亦可打破常规，破格采取应急措施。宣房，汉武帝时宫名，在河南濮阳县西南；瓠子（口），宣房所在地。金马璧鸡，神名，又山名。今云南昆明东有金马山，其西南有璧鸡山，二山皆有神祠。汉武帝时，方士言有金马璧鸡之宝，可祭祀而致。襄，帮助。底平，达到平定。

【赏析】

本案实为老年习惯性便秘，老年人气血不足，肠中血虚不润，是为肠燥便秘。老年人多有此症，故言"肠燥为相安之恒，可以不治"，若治亦当养血润燥。前医却误以为"内蕴之湿"，以为湿热，误用苦寒攻下、清热燥湿之品，损伤胃气，致使患者出现下利不止。此时当急用健脾燥湿止泻，医者却以为下利为湿邪得祛的表现，喻氏指出"世间岂有湿从谷道而出之理哉"，一语道破二者之间的区别：若是湿邪得去，当从小便而去，不会从大便而走。即使是《伤寒论》中所言"脾家实，腐秽当去"的"暴烦下利日十余行"，也必能自止，且精神、病情均应好转，不致如本案所言，出现"元气日削"、下利无度。下利日久，阳损阴伤，见两寸脉浮而空，关尺脉微而细，为"阳气越于上、阴气越于下"，阳脱阴竭之象。脾肾阳衰，火不生土，无以运化水湿，则利下不止；在肠燥阴虚基础上下利伤阴，阴液更亏，则"肛门热如烙"。医者仍不觉悟，以滑石、木通、猪苓、泽泻等渗利之品进一步伤阴，患者阴液内竭，则口燥咽干；阴虚肺燥，痰浊内阻则喉间顽痰窒塞；阴阳两虚，心失所养则失眠。最终出现下利"其臭甚腥，色白如脓"，此为脾肾阳衰，下焦滑脱之证；其脾失所主，胃呆土崩，下利无度，饮食不进，病情已至危殆。

附：药议

方用人参、白术、甘草、山茱萸、五味子、宣木瓜、白芍药、升麻、赤石脂、禹余粮。人参、白术、茯苓、甘草为四君子汤，理脾胃之正药也。而不用茯苓者，以其淡渗，恐伤阴也；而用山茱萸以收肝气之散；五味子以收肾气之散；宣木瓜以收胃气之散；白芍药以收脾气及脏气之散。合之参、术之补，甘草之缓，升麻之升，阴阳两和。俾元气上者下，而下者上，团聚于中不散，斯脉不至上盛，腹不至雷鸣，汗不至淋漓，肛不至火热，食饮自加，便泄自止。是收气之散，为吃紧关头，故取四味重复，藉其颛力。至于用涩以固脱，药味多般不同，此用余粮、石脂者，取其颛固下焦之脱也。况肠胃之空，非二味不填；肠垢已去，非二味不复。其粘着之性，所谓下焦有病人难会，须用余粮、赤石脂者，以是故也。又况误以石之滑者伤之，必以石之涩者救之，尤有同气相求之义耶！所以必用大剂药料，煎浓膏，调二味服下。恐药力清薄，不遂其留恋，故以啜羹之法用之，取其久停。又以饮醇之法用之，取其缓入，非谓一饮尽剂，强以所难也。先生弗解其意，见药剂过重，谓为难用。医者见二味涩药，又从旁破为不可用。不知十剂中涩居其一，如七曜❶经天，何可少一曜耶？且石脂不过土之赤者也，余粮不过土之外刚内柔者也。中州土病而引土为治，尚谓不宜，则诸草木之根荄❷，更无取矣。东海西海，天下后世，有明者出焉。理自相同，光自不掩。必求行其所知，则浅者售❸，而病乃殆矣。谓之何哉？

先生闻名而请，极其敬重。及见议病议方，反多疑意。不才即于方末慨叹数语，飘然而别。次日先生语戚友云：昨之论辨甚明，但石脂、余粮，生平未曾服过，即娄中❹医者，亦未曾用过，只得附未达不敢尝之义。华天御孝廉荐治陈彦质之病，比先生更重几倍，用石脂、余粮而收成功，其案具存，可复阅也。其后往郡迎医，用补剂稍效。然不善于补，转致夜间健食，脾气泄露无余，肛门火烙，阳气下陷，久而不升，遂成臀痈，竟付外科治疗。吁嗟！先生独何不身事视国也哉❺！

胡卣臣先生曰：萍槎司马敩历❻中外，清刚晓练。今之显允方叔❼也。从津门❽归，朝命再下，倚任❾方殷，司马淹留抱病，竟至不起。使用嘉言之言，即以疆场死，不犹愈❿易箦[11]家臣之手耶！

【注释】

❶七曜（yào）：指日、月和火、水、木、金、土五星。

❷根荄（gāi）：植物的根。

❸浅者售：医术浅陋者被任用。售，推行、施展。

❹娄中：指古代江苏娄县（现上海松江区）。

❺先生独何不身事视国也哉：先生为何单单不将自己的事看作国事一般呢？

❻歇（yáng）历：歇，通"扬"。语出《三国志·魏志·管宁传》："优贤扬歇，垂声千载"。裴松之注云："《今文尚书》曰'优贤扬厉'，谓扬其所厉试。"后以"扬历"指仕宦所经历。

❼显允方叔：显赫的方叔。显，显扬。允，语气助词。方叔，周宣王时贤臣，南征荆蛮，使之来服。

❽津门：即天津。

❾倚任：倚重信任。

❿愈：好过，胜过。

⓫易箦（zé）：更换床席，指人将死。语出《礼记·檀弓上》上记载曾子将死，因按当时礼制，不能使用大夫使用的箦，因此要换掉。后称病人危重将死为易箦。

【赏析】

喻氏在案中分析病机，条分屡析，清晰入理。案后药议，以四君子汤合赤石脂禹余粮汤加味。四君健脾理气，补益中土；山茱萸、五味子、白芍既可养阴又能收敛，防阳脱于上；木瓜和胃舒筋；升麻助脾气之升以止泻利。案中上药以大剂药料，煎浓调服石脂、余粮二味，直达下焦，温涩固脱止利。惜乎患者因未曾用过石脂、余粮而不敢服用，以致不治。实则赤石脂禹余粮汤出自《伤寒论》第159条，主治下焦滑脱不禁之证。方中赤石脂甘温酸涩，重镇固脱，涩肠止血、止利；禹余粮甘平无毒，敛涩固下，可治赤白下利。

二药合用，直走下焦。为末调服，既可直接作用于肠道，涩肠固脱；又能发挥温涩作用，助火生土。现代研究亦发现，此二药具有吸附肠道内的有毒物质与炎性分泌物，保护肠黏膜的作用。尤其喻氏对几味收敛药分论其归经不同，示医生组方当注意药物的升降、浮沉、归经，使阴阳相和，而不是按照单纯的君臣佐使配伍，具有借鉴意义。

案19　面议陈彦质临危之症有五可治

陈彦质患肠风下血，近三十年，体肥身健，零星去血，旋亦生长，不为害也。旧冬忽然下血数斗，盖谋虑忧郁，过伤肝脾。肝主血，脾统血，血无主统，故出之暴耳！彼时即宜大补急固，延至春月，则木旺土衰，脾气益加下溜矣。肝木之风，与肠风交煽，血尽而下尘水，水尽而去肠垢，垢尽而吸取胃中所纳之食，汩汩下行，总不停留变化，直出如箭，以致肛门脱出三五寸，无气以收。每以热汤浴之，睁❶叫托入，顷之去后，其肛复脱。一昼夜下利二十余行，苦不可言。面色浮肿，夭然不泽，唇焦口干，鼻孔黑煤，种种不治，所共睹矣！仆诊其脉，察其症，因为借箸筹之❷，得五可治焉。若果阴血脱尽，则目盲无所视，今双眸尚炯，是所脱者下焦之阴，而上焦之阴犹存也，一也。若果阳气脱尽，当魄汗淋漓，目前无非鬼像，今汗出不过偶有，而见鬼亦止二次，是所脱者脾中之阳，而他脏之阳犹存也，二也。胃中尚能容谷些少，未显呕吐哕逆之症，则相连脏腑，未至交绝，三也。夜间虽艰于睡，然交睫❸时亦多，更不见有发热之候，四也。脉已虚软无力，而激之间亦鼓指❹，是禀受原丰，不易摧朽，五也。但脾脏大伤，兼以失治旷日，其气去绝不远耳。经云：阳气者，如天之与日，失其所，则折寿而不彰。今阳气陷入阴中，大股热气，从肛门泄出，如火之烙，不但失所已也。所以犹存一线生意者，以他脏中未易动摇，如辅车❺唇齿，相为倚藉，供其绝乏耳。夫他脏何可恃也？生死大关，全于脾中之阳气，复与不复定之。阳气微复，则食饮微化，便泄微止，肛门微收；阳气全复，则食饮全化，便泄全止，肛门全收矣。然阴阳两竭之余，偏驳之药，既不可用，所藉者，必参、术之无陂❻。复气之中，即寓生血，始克有济❼，但人参力未易辨，况才入胃中，即从肠出，不得不广服以继之，此则存乎自裁❽耳。于是以人参汤❾调赤石脂末，服之稍安，次以人参、白术、赤石脂、禹余粮为丸，服之全愈。其后李萍槎先生之病，视此尚轻数倍，乃见石脂、余粮之药，骇而不用，奈之何哉！

胡卣臣先生曰：似此死里求生，谁不乐从？其他拂情❿处，不无太直。然明道之与行术，则径庭⓫矣。

【注释】

❶眸：当为"睁"。

❷借箸（zhù）筹之：借用竹筷子指划形势。这里意为分析病因病势，筹划治疗方法。语出《史记·留侯世家》："请借前箸以筹之。"

❸交睫：上下睫毛相交，指闭目入睡。

❹激之间亦鼓指：重按脉，间或仍鼓指有力。激，此指重按；间，间或。

❺辅车：颊辅与牙床。比喻关系密切，利害相关。语出《左传·僖公五年》："谚所谓'辅车相依，唇亡齿寒'者，其虞虢之谓也。"

❻无陂（bēi）：没有邪曲。陂，不正。此指药材道地纯正。

❼始克有济：这样才能够发挥作用。克，能够。

❽自裁：自行决定。

❾人参汤：即理中汤之别名。

❿拂情：违背人情。

⓫径庭：即"大相径庭"。指相距甚远，悬殊。

【赏析】

本案即上案"面议少司马李萍槎先生误治宜用急疗之法"所提及之"华天御孝廉荐治陈彦质之病"。两案病证类似，均为下利日久，阴竭阳脱之证，但前案为误下后下利不止，本病为内伤下血；病因一外一内，所下者一利一血，故喻氏在上案中言其较前者为重。患者陈某平素"体肥身健"，多挟湿热；情志内伤，肝郁化热，来克脾土，损伤肠络，故见下血。下血量大（"数斗")、日久（从冬至春），气随血脱，气损及阳，血损及阴，故病日见沉重。脾不统血，肠中下血，气随血脱，中气下陷，故见脱肛；脾虚不能运化水谷水液，肠道不能分清泌浊，水液下趋，脾气不升，故见下利"直出如箭"，"一昼夜下利二十余行，苦不可言"；水液外停四肢则浮肿；气血两亏，脾又不能运化以生气血，故面色夭然不泽；唇焦口干，鼻孔黑煤为阴血亏虚化燥，上焦失于濡润之象。病情已极其严重，然喻氏从其"双眸尚炯"，幻觉仅为偶有，断未"失神"；汗出偶有，断阳气未绝；尚能少量进食，断胃气未绝；虽有失眠但尚能入睡，且无发热，则断为阴阳未离绝；脉虽虚软但尚有根，"激之鼓指"，说明先天禀赋较丰厚，体质较好；故为"五可治"。

仿前案调中补虚为主，调服赤石脂涩肠固脱止利。因本病较前更重，下血日久，气损及阳，故用温阳健脾之理中汤代替健脾益气之四君，赤石脂色赤入血分，功专止血涩肠，直入下焦，后以丸药调养而愈。这也符合《汤液本草·东垣先生用药心法》所言"汤者，荡也，去大病用之"，多用于大病、急重病；"丸者，缓也，不能速去之。其用药之舒缓而治之意也"，多用于慢性、虚损性疾病调养的原则。

案20 论黄湛侯吐血暴症治验

黄湛侯素有失血病。一晨起至书房，陡爆一口，倾血一盆，喉间气涌，神思飘荡，壮热如蒸，颈筋粗劲。诊其脉，尺中甚乱。曰：此昨晚太犯房劳，自不用命❶也。因出验血，见色如太阳之红。其仆云：此血如宰猪后半之血，其来甚迎❷。不识痴人有此确喻。再至寝室，谓曰：少阴之脉萦舌本，少阴者，肾也。今肾中之血，汹涌而出，舌本已硬，无法可以救急。因谛思良久，曰：只有一法，不得已用丸药一服，坠安元气，若气转丹田，尚可缓图。因煎人参浓汤，下黑锡丹三十粒，喉间汩汩有声，渐下入腹。顷之，舌柔能言，但声不出。余亟用润下之剂，以继前药。遂与阿胶一味，重两许，溶化，分三次热服，溉以热汤，半日服尽。身热渐退，劲筋渐消。进粥，与补肾药，连服五日，声出喉清，人事向安。但每日尚出深红之血盏许，因时令大热，遵《内经》热淫血溢，治以咸寒之旨，于补肾药中多加秋石，服之遂愈。

胡卤臣先生曰：此等治法，全在批郤导窾❸处用意，未许向痴人说梦。

【注释】

❶不用命：用，需要；命，生命。此处不用命，犹言不要命。

❷迎：豫注本注作"远"，当是。

❸批郤（xì）导窾（kuǎn）：谓在骨节空隙处运刀，牛体自然迎刃而分解。比喻处理事情善于从关键处入手，因而顺利解决。语本《庄子·养生主》："批大郤，导大窾"。郤，同"郤"。郤、窾，均指空隙。批，刺入；导，引向。

【赏析】

本案患者素有失血，其气血不足，肾精失养可知。突现大量咳血，"倾血一盆"，神昏，为气随血脱，元气大伤，神失所养；壮热为虚阳浮越之假热。尺以候下焦，脉乱似与"十败脉"相类，故断为因房劳太过，扰动精室，下元亏虚，真阳欲脱。足少阴肾经，"其直者：从肾，上贯肝、膈，入肺中，循喉咙，挟舌本"，肺肾相连，加之平日素有咳血病史，肾中阴虚内热，循经上扰，伤络动血，故血从肺出，舌本已硬。

案中之"颈筋粗劲"，即西医学所言之颈动脉搏动，一般正常人颈部动脉的搏动，只在剧烈活动后心搏出量增加时可见，且很微弱。安静情况下出现该症，多见于主动脉瓣关闭不全、高血压、甲亢及严重贫血患者。此为严重失血休克早期，有效循环血容量减少，血压下降，机体代偿性出现心率加快、心搏输出量增加、脉压加大而致。

本证气随血脱，但因"有形之血不能速生，无形之气所当急固"（《医学心悟·医门八法》），急当治以"坠安元气"。故喻氏先以大剂人参（即独参汤）益气回阳固脱，配以黑锡丹温壮下元，镇纳浮阳。黑锡丹出于《普济方》，方中黑锡镇摄浮阳，降逆平喘，附子、肉桂温肾助阳，引火归元，使虚阳复归肾中；硫黄、阳起石、补骨脂、胡芦巴温补命门；茴香、沉香、肉豆蔻，温中降逆，兼能暖肾；苦寒之川楝子防温燥太过。待阳回症减后，再用重剂阿胶养血止血，滋阴益肾；浮阳回纳下焦，则热自渐退，后配补肾药调理善后。此即"急则治标，缓则治本"之意。秋石又名秋丹石，为人中白和食盐的加工品。其味淡或咸，寒，功能滋阴降火、止血消瘀。《本草纲目》言其"治虚荣冷疾，小便遗精，漏精白浊"，对此肾中阴虚火旺吐血咳血者尤为适宜。其余童便、十灰散等亦可斟酌选用。

本证因于内伤、出血量大、且伴见发热，正如《景岳全书·血证》言："凡失血等证，身热脉大者难治，身凉脉静者易治"，病情危重，颇为棘手。但喻氏治疗思路清晰，标本兼顾，用药得当，方能力挽狂澜。以往治疗血证多从热邪、肝火、肝郁论治，本案从肾论治，可为学者开拓思路。

案21　论闻君求血症兼痰症治法

闻君求有失血疾，时一举发，其出颇多。咳嗽生痰，上气，面青少泽。其脉厥阴肝部独伤，原于忿怒之火无疑。合色脉谛详，总是阴血不足也。但从前所用之药，本以生血，反滋其痰；本以驱痰，转耗其血。似是而非，谁其辨之？夫脉之充也，色之华也，皆气与血为之也。以脱血故，致令气亦易脱，每每上升胸膈，喘促胀闷，不利于语言行持。虽举发有时，然非细故❶矣。乃用行气药以取快，何异操刀使割耶？诚欲气不上升，无过于血日滋长，暗将浮游之气，摄入不息之途，乃为良治。然胸膈肺胃间，顽痰胶结，既阻循环，又难培养，似乎痰不亟❷除，别无生血之法矣。不知此症而欲除痰，痰未必除，气已先尽，不得之数也。从来痰药入腹，其痰不过暂开复闭，劳而无功。吾于此每用乘机利导之法，先以微阳药开其痰，继以纯阴峻投，如决水转石❸，亟过痰之关隘，迫至痰之开者复闭，所用生血之药，蚤❹已从天而下。日续一日，久久而血生，血生而气返血室，如浪子归家，转能兴家。所藉以驱胶结之痰者，即此气也。此际始加除痰之药，庶几痰去气存，累年之疾，至是始得痊安耳。然饮食最宜致慎，不但肥甘生痰，厚味伤阴已也。人身自平旦至日中，行阳二十五度，饮食易消，故不成痰；自日中至合夜，行阴二十五度，饮食不消，故易成痰。释教⑤以过午戒食⑥，其大药王护身之一则软⑦？进之调摄，尤为紧关。盖贤人尝以秋冬养阴，秋者于时为收，冬者于时为藏，法天地之收藏，而宁茹⑧毋吐，宁拒毋迎，宁早卧，毋早兴⑨。蛰虫尚知闭户，岂君子可无居室之功耶！况乎欲血不再脱，尤贵退藏于密耶！又况乎厥阴肝木受病，其憔悴之色，见于三时者，犹可诿⑩之病色，至春月发荣之时，更何诿耶？然春月之荣，不自春月始也，始于秋冬收藏之固。设冬月水脏所储者少，春月木即欲发荣，其如泉竭，不足以溉苞稂⑪何？故失此不治，至春病危始图之，则万无及矣。

胡卤臣先生曰：扪虱而谈⑫，可惊四座。

【注释】

❶细故：小事。

❷亟（jí）：急速。

❸决水转石：决水，掘堤或开闸放水。转石，转动石块。

❹蚤：同"早"。

❺释教：佛教，因其创始人释迦牟尼而得名。

❻过午戒食：又名"过午不食"，佛教戒律。每日一餐，过了中午就不再吃食。

❼其大药王护身之一则软：这大概是药王菩萨保护身体的一种方法吧。大药王，指佛教中的药王菩萨。

❽茹：吃。

❾早兴：早起。

❿诿：推托。

⓫苞稂（láng）：田间丛生的野草。语出《诗·曹风·下泉》："冽彼下泉，浸彼苞稂。"

⓬扪虱而谈：一面按着虱子，一面谈着。形容谈吐从容，无所畏忌。扪，按。语出《晋书·王猛传》："桓温入关，猛被褐而诣之，一面谈当世之事，扪虱而言，旁若无人。"

【赏析】

本案为阴血亏虚，血燥内热，肺燥络伤，故时时咳血，面色不泽。肺燥日久，宣降失常，故咳嗽上气；不能主治节，津停不化，而为痰液；痰浊壅肺，气机不畅，宣畅失职，故喘促胀闷，喉属肺系，肺属金脏，生蓄宗气，与人的视、听、言、动关系密切，故久病见语言行持不利。面青及肝脉独伤，均示肝血不足，并与肝火相关。治宜滋阴润肺，化痰理气并举。若单滋养阴血，则助痰生湿；单化痰利湿，又易化燥伤阴。故喻氏以生血药，配少量开痰，本证阴虚血燥挟痰，调补非一日之功，故徐徐图之为上。

另外，喻氏在本案中所言之调护，也值得医者注意。如饮食上中午至晚上少食，并引用佛教之"过午不食"佐证，此亦与民间养生格言"早餐要吃好，午餐要吃饱，晚餐要吃少"相印证。另提出失血患者须注意"秋冬养阴"，以为来春贮备生发之源，论理甚详，足见喻氏学验俱丰。

案22 为顾枚先议失血症治并论病机

顾枚先年二十余岁，身躯肥大，平素嗜酒，迩来❶鳏❷居郁郁。壬午孟夏❸，患失血症，每晚去血一二盏。至季夏时，去血无算。面色不见憔悴，肌肉不见消瘦，诊其脉亦不见洪盛，昼夜亦不见寒热。但苦上气喘促，夜多咳嗽，喉间窒塞，胸前紧逼，背后刺胀，腹中闷痛，躁急多怒。医以人参、阿胶治失血成法，用之月余，逾增其势。更医多方，以图用膏子之润上，而气时降也；用牛膝、黄柏之导下，而血时息也。及服酒研三七少许，则血止而咳亦不作。但未久，血复至，咳复增，又以为龙雷之火所致，思用八味丸中之些微桂、附，以引火归元。总繇未识病情也，请因是症而益广病机焉！

【注释】

❶迩来：最近以来。

❷鳏（guān）：男子无妻或丧妻。

❸孟夏：夏季的第一个月，即农历四月。

【赏析】

本案为一失败案例记录，但过不在喻氏。患者酗酒伤胃，热积胃中，又兼肝郁化火，横逆犯胃，损伤胃络，每日少量失血。肝气郁结，失于条达，上逆犯肺，肺失肃降，则上气喘促，咳嗽。肺气不利，则胸闷背胀；木郁克土，脾胃不和，则腹痛；气郁化热，则急躁多怒。从孟夏（农历四月）至季夏（农历六月），失血已不少。但面色不见憔悴，则非气虚；肌肉不见消瘦，则无阴液亏虚；脉不见洪盛，则非实热；昼夜不见寒热，则非阴虚内热。非气虚血虚，故用益气养血之人参、阿胶无效；非阴虚血燥，故用膏子润燥亦无效。从用八味丸、黄柏、牛膝等药剂，疗效不佳，可见本证亦非阳虚、湿热或瘀血；仅用三七止血化瘀，病因未去，故虽一时得效而病常反复。

附：

人身血为阴，男子不足于阴，故以血为宝，是以失血之症，阴虚多致发热，面色多致枯黑，肌肉多致消瘦。今病者不然，岂其有余于血哉？以病为饮醇伤胃。胃为水谷之海，多气多血，二十余年水谷充养之精华，以渐内亏而外不觉也。胃之脉从头走足，本下行也，以呕血之故，逆而上行，则呼吸之音，必至喘急矣。胃之气传入大小肠、膀胱等处，亦本下行也，以屡呕之故，上逆而不下达，则肠腹之间，必致痛闷矣。胃气上奔，呕逆横决❶，则胸中之气必乱。至于紧逼痛楚，则乱之甚矣！胸中之位舍有限，已乱之气，无处可容，势必攻入于背，以背为胸之府也。至于肩髃骨空❷，钻如刀刺，则入之深矣。故一胃耳，分为三脘，上脘气多，下脘血多，中脘气血俱多。今胃中既乱，气血混矣。不但胃也，胃之上为膈，其心烦多怒者，正《内经》所谓"血并于膈之上，气并于膈之下"❸致然，气血倒矣！所以《内经》又言：血并于阳，气并于阴，乃为热中。又言：瘅成为消中。瘅即热也，消中者，善食多饥，而肌肉暗减也。病者之嗜饮，为热积胃中，其不病消中，而病呕血者，何耶？《内经》又以胃脉本宜洪盛，反得沉细者，为胃气已逆。若见人迎脉盛，则热聚于胃，而内生痈。今胃脉已见沉细，其不成胃痈，而成呕血者，又何耶？不知病者呕血之源，与此两者同出异名耳！热积于中即为消，血积于中即为痈，而随积随呕，则为此症。揆❹其致此之繇，必以醉饱入房而得之。盖人身气动则血动，而构精❺时之气，有乾坤鼓铸❻之象，其血大动。精者血之所化也，灌输原不止胃之一经。独此一经所动之血，为醉饱之余所阻，不能与他经之血，缉续❼于不息之途，是以开此脱血一窦，今者竟成熟路矣！欲治此病，不如此其分经辨症，何从措手乎？岂惟经也，络亦宜辨。胃之大络❽，贯膈络肺，不辨其络，亦孰知膈间紧逼，肺间气胀痰胶，为胃病之所传哉？当此长夏土旺，不惟母病，而子失养，抑且母邪尽传于子。至三秋❾燥金司令，咳嗽喘满之患必增，不急治之，则无及矣！今岁少阴司天，少阴之上，热气主之，运气热也；夏月适当暑热，时令热也，而与胃中积热，合煽❿其虐⓫，不治其热，血必不止。然不难于血之止也，第⓬患其止而聚也。聚于中为蛊，为痈，犹缓也；聚于上为喘，为厥，则骤也。惟遵《内经》热淫血溢，治以咸寒⓭之旨为主治。咸能走血，寒可胜热，庶于⓮消渴、痈疽两患可无妨碍。然必先除经病，务俾⓯经脉下走，经气下行，后乃可除络中之病，譬沟渠通而行潦⓰始消也，未易言也。

【注释】

❶横决：比喻事态发展冲破常轨。

❷肩髃（yú）骨空：肩髃，穴位名，肩峰端下缘，当肩峰与肱骨大结节之间，三角肌上部中央。骨空，指两骨间的空隙部位。

❸血并于膈之上，气并于膈之下：本句原文为《素问·调经论第六十二》"血并于上，气并于下，心烦闷善怒；血并于下，气并于上，（气）乱而喜忘"。

❹揆（kuí）：揣测。

❺构精：亦作"媾精"，指男女交合。

❻乾坤鼓铸：形容天地形成的现象，引申为剧烈运动。鼓铸，鼓风扇火，冶炼金属、铸造钱币或器物。

❼缉续：缉，古同"辑"，收集，会合，连接。续，连接，继续。

❽胃之大络：本句出于《素问·平人气象论第十八》："胃之大络，名曰虚里，贯膈络肺，出于左乳下，其动应衣，脉宗气也。"

❾三秋：秋天的三个月。

❿煽：扇火使炽盛。

⓫虐：暴烈、险恶。

⓬第：但，只。

⓭热淫血溢，治以咸寒：本句出于《素问·至真要大论第七十四》"热淫于内，治以咸寒，佐以甘苦，以酸收之，以苦发之"。

⓮庶于：同"庶乎"、"庶几"，差不多，近似。

⓯俾（bǐ）：使。

⓰行潦：路上的流水、积水。

【赏析】

本病肝火乘脾侮肺，兼见慢性失血，虽目前看似未伤根本，但喻氏根据患者症状，以饮酒伤胃为始，论其气血逆乱，血积于中，兼醉饱房劳所伤，认为母病及子，胃病及肺，详论病机，并参考运气学说，预测至三秋燥金之季咳喘加剧。最后提出本病"不难于血之止，第患其止而聚也"，不可见血止血，而应治病求本，"先除经病"，治以咸寒，滋阴清热，引火下行，使"经脉下走，经气下行"。这种治疗思路，也与《先醒斋医学广笔记·吐血》所提出的"吐血三要法"（宜行血不宜止血、宜补肝不宜伐肝、宜降气不宜降火）相符。

病者呕血经久，无法可止，父兄敦请❶仆往救治，告以必须议病不议药，方能用，予乃定是案。用玄明粉化水煮黄柏，秋石❷化水煮知母，以清解蕴热，而消瘀化疽，加甘草以调其苦，独取咸寒气味，进四剂而血止，可谓神矣！医者果然破❸药性大寒，渠❹家果不终其用。延至八月，病者胸胁高肿数围❺，肺内生痈，寒热大作，喘咳不休，食饮不入，俯几❻不敢动移，以致臀❼肉磨穿，危在呼吸。百计强与医治，断不应命，父兄因生仇恨，再求为其所难，以曲尽人情，只得极力治之。变症蠢❽出，通计免于五死而得五生。病者不戒，兼啖生冷，肺复生痈。一夕呕痰，如猪胆状者，百十余枚，一脏两伤，竟至不起。仆焦劳百日，心力俱殚❾，第无如末流难挽何哉！

胡卣臣先生曰：向传顾病治愈，竟称神仙，其后未免以成败论矣。倘用咸寒时，遇有识者赞之，何至渴而穿井，斗而铸兵❿耶！然此案自堪传也。

【注释】

❶敦请：诚恳地邀请。

❷秋石：是古代方士从童男童女尿液中萃取提炼的一种丹药。功能滋阴降火，止血消瘀。

❸破：改变、翻转。

❹渠：他。

❺围：圈。

❻几：小桌子。

❼臀：据豫注本，当作"瘠"。瘠，瘦弱。

❽蠢（lǐ）：豫注本作"蟸"，当是。蟸同"蜂"，蜂拥。

❾殚（dān）：竭尽。

❿渴而穿井，斗而铸兵：口渴了才去挖井，战争发生了才去铸造武器。语出《素问·四气调神大论第二》。

【赏析】

本案治疗应清热凉血化瘀为主。故以芒硝润燥软坚，清火消肿；黄柏、知母滋阴清热，泻肾火，退虚热；秋石滋阴降火、止血消瘀；甘草解毒并调和。此即"热淫于内，治以咸寒，佐以甘苦"之意，盖热盛于内必伤阴液，水能制火，五行中肾主水，咸入肾，可滋补肾水；寒能清热，故治以咸寒之芒硝、秋石，滋阴清热降火。又甘味可滋补津液，苦味能降火，故以甘（甘草）苦（知、柏）之味相佐，助咸味以滋阴生津。病久果四剂而血止。可惜病家改进他医之药，未能阻止病情向恶化方向发展，终致热聚成毒，壅滞于肺，热盛血瘀而生痈。正邪交争则寒热大作，肺失宣降则咳喘，肺络不和，气血痰瘀阻滞则胸胁高肿。虽经喻氏极力救治，但后期因患者饮食调护失宜，恣食生冷，痰浊内生，致痰瘀复聚生痈，病情出现反复而亡，实属可惜。

案23　面论顾季掖乃室奇症治之奇验

顾季掖乃室，仲夏时孕已五月，偶尔下血，医以人参、阿胶勉固其胎。又经一月，身肿气胀，血逆上奔，结聚于会厌❶胸膈间。食饮才入，触之痛楚，转下甚艰，稍急即连粒呕出，全如噎症。更医数手，咸以为胎气上逼，脾虚作肿，而成膈噎也，用人参之补、五味之收为治。延至白露节，计孕期已八月，而病造极中之极，呼吸将绝，始请余诊，毫不泄露病状。其脉尺部微涩难推，独肺部洪大无伦，其喘声如曳❷锯，其手臂青紫肿亮，如殴伤色。余骇曰：似此凶症，何不早商？季掖曰：昨闻黄咫旭乃室，有孕而膈噎，得遇良治而愈，是以请救。但内子❸身肿气急，不识亦可疗否？余曰：此症吾视若悬鉴，不必明言，以滋惊恐，姑以善药一二剂投之，通其下闭上壅可也。季掖必求病名，余曰：上壅者，以肺脉之洪大，合于会厌之结塞，知其肺当生痈也；下闭者，以尺脉之微涩，合于肉色之青肿，知其胎已久坏也。善药者，泻白散加芩、桔之苦以开之，不用硝、黄等厉药也。服一大剂，腹即努痛，如欲产状。季掖曰：产乎？余曰：肺气开而下行，数时闭拒，恶秽得出可也，奚产之云❹！再进一剂，身肿稍退，上气稍平，下白污如脓者数斗，裹朽胎而出。旬余尚去❺白污，并无点血相间，可知胎朽腹中已近百日，荫胎之血和胎俱化为脓也。病者当时胸膈即开，连连进粥，神思清爽，然朽胎虽去，而秽气充斥周身，为青肿者未去也；胸厌虽宽，而肺气壅遏，为寒热咳嗽者未除也。余认真一以清肺为主，旬余果获全痊。

顾生升恒曰：先生议内子病，余甚骇为不然，及投剂如匙开钥，其言果验。朽物既去，忽大肿、大喘可畏，先生一以清肺药，批郤导窾❻，病邪旋即解散，不二旬体复康平，抑何神耶！内子全而老母不至尸饔❼，幼子不至啼饥，此身不至只影，厚德固难为报耳！因思谭❽医如先生，真为轩岐❾继后，世俗之知先生者，即谓之谤先生可也。然而百世之下，犹当有闻风兴起者矣！昆庠晚学顾升恒季掖甫谨识于案末。

【注释】

❶会厌：喉头上前部的树叶状的结构，由会厌软骨和黏膜组成。

❷曳（yè）：拉。

❸内子：妻子

❹奚（xī）产之云：怎么说是生孩子呢？奚，疑问代词，怎么、何。

❺去：排出。

❻批郤导窾：见69页案20《论黄湛侯吐血暴症治验》注释3。

❼尸饔（yōng）：主管炊食劳作之事。《诗·小雅·祈父》："祈父，亶不聪，胡转予于恤，有母之尸饔。"尸，担任；饔，熟食。

❽谭：通"谈"。

❾轩岐：黄帝轩辕氏与岐伯。

【赏析】

本案为孕妇胎死腹中兼肺痈之证。胎死后气血瘀阻于下，因脾为气血生化之源，肺主气，朝百脉、主治节，日久则脾肺俱受其影响。气血不通，则身肿气胀；血瘀于下，则腹痛拒按，食入加重；饮食不能下输于肠，渐成噎症之象；气逆于上，肺气肃降不利，日久血壅成毒，腐败肺叶则成肺痈，见咳喘气急，时作寒热。此即喻氏所言之"下闭上壅"，死胎下闭、肺痈上壅之证。其尺脉微而涩，尺候下焦，微涩之脉主气血瘀阻较重，为胎死不去之象；肺脉洪大为其肺热壅化毒之象；手臂青紫如殴伤亦主瘀血。

一般死胎不下，多治以活血通下、化瘀理气之法，而喻氏认为本证上下气机郁闭，当以调理气机为要。肺主一身之气，主宣发肃降，杂病中理气常以理肺为先，正如其在《医门法律·卷六·肺痈肺痿门》所言"人身之气禀命于肺，肺气清肃，则周身之气莫不服从而顺行；肺气壅浊，则周身之气易致横逆而犯上"。且本证肺痈病势已急，"呼吸将绝"，故用泻白散加黄芩、桔梗，桑白皮清肺热，泻肺气，平喘咳；地骨皮泻肺中深伏之火；黄芩清肺热；桔梗开肺气；甘草、粳米养胃和中。肺热清而肺气得以下行，死胎得下。本案不用硝、黄之类下死胎，而以轻宣理气之剂为主，有"轻可去实"之意。

案 24　面论姜宜人❶奇症与交肠❷不同治法迥异

姜宜人得奇症，简《本草经疏》❸治交肠用五苓散之说，以为神秘。余见之，辨曰：交肠一症，大小二便易位而出，若交易然，古用五苓治之，专为通前阴而设也。若此症闭在后阴，二便俱从前阴而出，拟之交肠，诚有似是实非者。况交肠乃暴病，骤然而气乱于中。此症乃久病，以渐而血枯于内，有毫厘千里之不同，安得拟之。原夫疾之所始，始于忧思，结而伤脾。脾统血者也，脾伤则不能统摄，而错出下行，有若崩漏，实名脱营❹。脱营病宜大补❺急固，乃误认为崩漏，以凉血清火为治，则脱出转多。不思天癸已尽，潮汛已绝，万无是病。其年高气弱，无血以实漏卮❻者，毫不念也。于是胞门子户之血，日渐消亡，势不得不借资❼，不仰给❽矣！借资于大肠，转将大肠之血，运输而渗入胞囊，久之大肠之血亦尽。而大肠之气，附血而行者，孤而无主，为拳为块，奔疼❾涣散，与林木池鱼❿之殃祸同矣。又如救荒者，剥邻国为立尽之墟⓫所不顾矣！犹未也，仰给于胃脘，转将胃脘之血，吸引而渗入胞囊。久之胃脘之血亦尽，下脱之血，始无源自止。夫胃脘之血，所以荣周身而灌百脉者，今乃暗归乌有，则苞粮⓬失润，而黍离⓭足忧。血尽而止，较之血存而脱，又倍远矣！故血尽然后气乱，气乱然后水谷舍故趋新，舍宽趋隘。江汉两渠，并归一路，身中为之大乱，势必大肠之故道复通，乃可拨乱返治，与五苓一方，全无干涉。又况水谷由胃入肠，另有幽门泌别清浊，今以渗血之故，酿为谷道，是幽门辟为坦径矣！尚可用五苓再辟之乎？又况五苓之劫阴，为亡血家所深戒乎！今之见一病，辄有一药横于胸中，与夫执成方奉为灵秘者，大率皆误人者也。若宜人之病，余三指才下，便问曰：病中多哭泣否？婢媪⓮曰：时时泣下。乃知脏燥⓯者多泣，大肠方废而不用也，交肠云乎哉？今大肠之脉，累累而现于指，可虞之时，其来春枣叶生乎？枣叶生而言果验。

胡卣臣先生曰：此等症，他人不能道只字，似此河汉无极❿，而更精切不可移易，为难能矣！

【注释】

❶宜人：封建时代妇女因丈夫或子孙而得的一种封号。宋代政和年间始有此制。文官自朝奉大夫以上至朝议大夫，其母或妻封宜人；武官官阶相当者同。元代七品官妻、母封宜人，明、清五品官妻、母封宜人。

❷交肠：为大小便易位而出之病，多见于膀胱、阴道损伤后与直肠形成直肠膀胱漏等疾病。

❸简《本草经疏》：简，检阅。《本草经疏》，明·缪希雍所著。

❹脱营：中医谓情志内伤，形体消瘦，血脉虚减。《素问·疏五过论》："凡未诊病者，必问尝贵后贱，虽不中邪，病从内生，名曰脱营。"

❺大补：原作"大便"，今据锡环堂本改。

❻漏卮：见62页案18《面议少司马李萍槎先生误治宜用急疗之法》中注解。

❼借资：借用、借助。

❽仰给（jǐ）：依赖，依靠别人供给。

❾奔疼：疼痛剧烈。奔，急速。

❿林木池鱼：比喻无辜受累遭殃。语出北齐杜弼《为东魏檄蜀文》："但恐楚国亡猿，祸延林木；城门失火，殃及池鱼。"

⓫剥邻国为立尽之墟：即以邻为壑，只顾自己不顾别人。剥，掠夺，伤害；立，立刻；尽，完，死亡；墟，废墟。

⓬苞稂（láng）：田间丛生的野草。语出《诗·曹风·下泉》："冽彼下泉，浸彼苞稂。"

⓭黍（shǔ）离：茂盛的黍米。黍，黍米；离，茂盛。《诗经·王风》中有《黍离》一节，《毛诗序》称："《黍离》，闵宗周也。周大夫行役至于宗周，过宗庙公室，尽为黍离。闵宗周之颠覆，彷徨不忍去而作是诗也。"故后

世"黍离之悲"成为重要典故，用以指亡国之痛。

⓮媪（ǎo）：老妇人。

⓯脏燥：当为"脏躁"。

⓰河汉无极：河汉：银河；极：尽头，边际。银河广阔，无边无际。原比喻言论荒诞不经，难以置信。亦比喻恩泽广大，使人难以报答。语出《庄子·逍遥游》："吾闻言于接舆，大而无当，往而不返，吾惊怖其言，犹河汉无极。"

【赏析】

交肠为大小便易位而出，即大便时有尿流出，或小便时有粪水流出，故名。明·戴原礼《秘传证治要诀·大小腑门》："交肠之病，大小便易位而出。盖因气不循故道，清浊混淆。宜五苓散、调气散各一钱，加阿胶末半钱，汤调服，或研黄连阿胶丸为末，加木香末少许，再以煎汤送下。"多见于膀胱、阴道损伤后与直肠形成直肠膀胱瘘等疾病，若瘘孔较小者可试用中药治疗；瘘孔大者宜从外科论治，或兼局部用药内外合治，现代可用手术修补。

本案为老年女性患者，出现交肠，喻氏认为与"脱营"相类。脱营与失精均为虚损类疾病，有人认为属于免疫机能障碍疾病，或与肿瘤晚期处于恶病质状态相类。《素问·疏五过论》中言"凡未诊病者，必问尝贵后贱，虽不中邪，病从内生，名曰脱营。尝富后贫，名曰失精"，情志抑郁是发病的重要原因，故喻氏最后问患者"病中多哭泣否"，并得到了肯定回答。老年女性，天癸已尽，气血不足，再现交肠，气血津液日亏，一味凉血清热，或以五苓散之类利水之法攻伐，徒伤正气，故病情加重反见"脱出转多"。当从健脾益气，补益气血论治，一则脾主统血，二则脾胃为气血生化之源，方可取效。

古人对人体解剖方面知识不足，本案述症亦较为模糊，现代医生临床见此症当细心分辨其病因病灶。若为肛周直肠感染，出现窦道引起直肠膀胱瘘，治宜外科手术挂线、脱管、切开；若为直肠肿瘤侵袭引起直肠膀胱瘘，则当从肿瘤诊治。若此类绝经后女患者阴道出血，久久不愈出现交肠，应考虑妇科恶性肿瘤（如官颈癌）发展为阴道直肠瘘，亦当从肿瘤诊治。

案25　治陆令仪尊堂❶肺痈奇验

陆令仪尊堂平日持斋❷，肠胃素枯，天癸已尽之后，经血犹不止，似有崩漏之意。余鉴姜宜人交肠之流弊，急为治之，久已痊可。值今岁秋月，燥金太过，湿虫不生，无人不病咳嗽。而尊堂血虚津枯之体，受伤独猛，胸胁紧胀，上气喘急，卧寐不宁，咳动则大痛，痰中带血而腥，食不易入，声不易出，寒热交作。而申酉二时，燥金用事，诸苦倍增。其脉时大时小，时牢时伏，时弦紧。服清肺药，如以勺水沃焦❸，无裨❹缓急。诸子彷徨无措，知为危候，余亦明告以肺痈将成，高年难任。于是以葶苈大枣泻肺汤，先通其肺气之壅，即觉气稍平，食稍入，痰稍易出，身稍可侧，大有生机。余曰：未也，吾见来势太急，不得已而取快于一时，究竟暂开者，易至复闭。迨复闭，则前法不可再用矣。迄今乘其暂开，多方以图，必在六十日后，交冬至节，方是愈期。盖身中之燥，与时令之燥，胶结不解，必俟燥金退气，而肺金乃得太宁耳。令仪昆季❺极恳专力治之。此六十日间，屡危屡安，大率皆用活法斡旋。缘肺病不可用补，而脾虚又不能生肺。肺燥喜于用润，而脾滞又艰运食。今日脾虚之极，食饮不思，则于清肺药中，少加参术以补脾；明日肺燥之极，热盛咳频，则于清肺药中，少加阿胶以润燥。日续一日，扶至立冬之午刻，病者忽然云：内中光景，大觉清爽，可得生矣。奇哉！天时之燥去，而肺金之燥，遂下传于大肠，五六日不一大便，略一润肠，旋即解散，正以客邪易去耳！至小雪节，康健加餐❻，倍于曩昔❼。盖胃中空虚已久，势必加餐，复其水谷容受之常，方为全愈也。令仪昆季咸录微功，而余于此症有退思❽焉，语云：宁医十男子，莫医一妇人。乃今宁医十妇人，不医一男子矣！

胡卣臣先生曰：还丹❾不过九转，举世模之不就，陈诠❿可袭，活法难通也。

【注释】

❶尊堂：对他人母亲的敬称。

❷持斋：遵行戒律不茹荤食。

❸勺水沃焦：以少量的水去浇灌干焦的土地。

❹裨（bì）：补助。

❺昆季：兄弟。

❻飡：同"餐"。

❼曩（nǎng）昔：从前。

❽退思：指退归思过，事后反省。语出《左传·宣公十二年》："林父之事君也，进思尽忠，退思补过，社稷之卫也。"

❾还丹：道家合九转丹与朱砂再次提炼而成的仙丹。自称服后可以即刻成仙。其有丹砂烧炼成水银，积久又还原成丹砂，故名。

❿诠（quán）：道理。

【赏析】

本案患者年事已高，长期慢性失血，又持素，血虚津亏可知，兼外感秋燥，燥易伤肺，两燥相合，内外相引，渐次化热，壅盛于肺，蒸液成痰，邪阻肺络，热壅血瘀，肉腐血败，化痈成脓，故见咳痰带血而腥；肺气上逆，肺络不和，故喘急上气胸痛胁胀；邪自表入，热毒内盛，正邪交争，故寒热交作。此为肺痈成痈期。按五行学说、运气理论，秋属金，主燥气，逢申酉时（下午3~7时）燥金司令之时，燥气加重，故症状加重。正邪交争，邪胜则寒，正胜则热；寒则脉紧而小，热则脉大而数；气血瘀阻，脉道不利，故见牢伏或弦紧脉。

肺痈成痈期治疗当治以清肺消痈并举，故以葶苈大枣泻肺汤开泻肺气，泻下痰水，本方对于肺痈脓尚未成，肺气被阻，肺壅较甚，属邪实气闭者为宜。但方中葶苈药性猛烈易伤正，《本草备要》言其："大泻气秘，通行水。辛苦大寒，属火性急。大能下气，行膀胱水。肺中水气膹急者，非此不能除。破积聚癥结，伏留热气。消肿除痰，止嗽定喘，水湿泛溢，为肿胀，为痰嗽，为喘满。通经利便。久服令人虚。"《十剂》曰："泄可去闭，葶苈、大黄之属是也,大黄泄阴分血闭,葶苈泄阳分气闭,气味俱厚,不减大黄。……苦者性急,泄肺而伤胃。"加之本案患者气血亏虚,故虽有大枣佐之甘温安中、缓和药性,仍不宜久用。喻氏用之后痰顺、气稍平、食稍入,并未继续使用,此正合《素问·五常政大论第七十》中"大毒治病,十去其六"之意旨。而以调理脾肺,清热润燥缓调。因肺燥喜润,脾虚又喜燥恶湿,润肺燥与补脾虚相互为碍,故以清肺为主,脾肺交替缓调之:如食饮不思,则于清肺药中,少加参术以补脾;如肺燥咳频,则于清肺药中,少加阿胶以润燥。如此缓调斡旋六十日而愈。

另外,本案中体现了喻氏注意"天人相应"的思想。人体不仅本身是一个有机整体,且人体与外界环境也存在着对立统一的关系。《素问·宝命全形论第二十五》言"人以天地之气生,四时之法成"、"人生于地,悬命于天,天地合气,命之曰人……天地为之父母",《灵枢·岁露论第七十九》更明确提到"人与天地相参也,与日月相应也",人禀天地之气而生,人体五脏功能活动与自然界的阴阳消长相互通应,息息相关。人与自然界的统一整体关系,体现在生理上适应调节,病理上的内外影响等方面上。人生活于自然界中,时刻受到自然界大环境的影响。自然界有春夏秋冬的变化,每一天有昼夜交替,人体总是不断通过自身调节与之相适应。中医学以五行配四季变化,春属木,主生,主升发,其气温,在自然界中则草木生发,万物复苏;夏属火,主长,主发散,其气热,草木茂盛,动物活跃繁殖;秋属金,主收,主肃降,其气凉,草木凋零,动植物贮备过冬的养料;冬属水,主藏,其气寒,天寒地冻,天地间皆是闭藏之象。这种春生、夏长、秋收、冬藏的自然规律,人亦与之相应,在脉象上则有"春浮、夏洪、秋毛、冬石"之变,《素问·脉要精微论第十七》言"春日浮,如鱼之游在波;夏日在肤……秋日下肤……冬日在骨";人体阳气亦随四季、昼夜而变化,如《素问·生气通天论第三》言"故阳气者,一日而主外,平旦人气生,日中而阳气隆,日西而阳气已虚,气门乃闭",随早晨、中午、黄昏、夜半而呈现生、长、衰、老入的变化,从而影响邪正力量对比和斗争。相应的,人体病理变化亦受到影响。如《灵枢·

顺气一日分为四时第四十四》言"以一日分为四时,朝则为春,日中为夏,日入为秋,夜半为冬。朝则人气始生,病气衰,故旦慧;日中人气长,长则胜邪,故安;夕则人气始衰,邪气始生,故加;夜半人气入脏,邪气独居于身,故甚也"。随之一天之中疾病而有旦慧、昼安、夕加、夜甚之变。

中医无论治病还是养生,都应顺应四时规律的变化调整阴阳,方能收到较好效果。"春夏养阴、秋冬养阴"(《素问·四气调神大论第二》)、"用寒远寒"、"用热远热"(《素问·六元正纪大论第七十一》)、"必先岁气,无伐天和"(《素问·五常政大论第七十》)即是这种思想的体现。喻嘉言受儒、道、释三家思想影响,对阴阳五行、五运六气学说研究较深,本案血燥津亏,至秋燥主令时加重,虽经泻肺祛浊缓解,但喻氏断其"交冬至节,方是愈期",果至立冬转亥月寒水司令之时,肺及大肠得天时之助,燥气得解而愈,亦是阴阳五行天人相应学术思想在治疗上的体现。

案26 议郭台尹将成血蛊之病

郭台尹年来似有劳怯意,胸腹不舒,治之罔效,茫不识病之所存也。闻仆治病,先议后药,姑请诊焉。见其精神言动,俱如平人,但面色萎黄,有蟹爪纹路,而得五虚脉应之。因窃疑而诘❶之曰:足下多怒乎? 善忘乎? 口燥乎? 便秘乎? 胸紧乎? 胁胀乎? 腹疼乎? 渠曰:种种皆然,此何病也? 余曰:外症尚未显,然内形已具,将来血蛊之候也。曰:何以知之? 曰:合色与脉而知之也。夫血之充周于身也,荣华先见于面,今色黯不华,既无旧恙,又匪❷新疴,其所以憔悴不荣者何在? 且壮盛之年而脉见细损,宜❸一损皮毛,二损肌肉,三损筋骨,不起于床矣。乃皮毛、肌肉、步履如故,其所以微弱不健者又何居? 是敢直断为血蛊。腹虽未大,而腹大之情形已著,如瓜瓠然,其日趋于长也易易❹耳。明哲❺可不见机于早耶! 曰:血蛊,乃妇人之病,男子亦有之乎? 曰:男子病此者甚多,而东方沿海一带,比他处更多。医不识所繇来,漫用治气、治水之法尝试,夭枉❻不可胜计,总缘不究病情耳。所以然者,以东海擅鱼盐之饶。鱼者,甘美之味,多食使人热中;盐者,咸苦之味，其性偏于走血。血为阴象，初与热合，不觉其病，日久月增，中焦冲和之气，亦积渐而化为热矣。气热则结，而血始不流矣。于是气居血中，血裹气外，一似妇女受孕者然，至弥月❼时，腹如抱瓮矣。但孕系于胞中，如熟果自落；蛊蟠❽于腹内，如负赘❾难疗，又不可同语也。究而论之，岂有东方之水土致然。凡五方之因膏粱厚味、椒、姜、桂、糈❿成热中者，除痛疽、消渴等症不常见外，至胀满一症，人人无不有之。但微则旋胀旋消，甚则胀久不消而成蛊耳。倘能见微知著，宁至相寻于覆辙⓫耶！要知人之有身，执中央以运四旁者也。今中央反竭四旁以奉其锢，尚有精华发见于色脉间乎？此所以脉细皮寒，少食多汗，尪羸⓬之状，不一而足也。余言当不谬，请自揆⓭之。月余病成，竟不能用，半载而逝。

胡卣臣先生曰：议病开此一法门，后有学人，不可及矣。

【注释】

❶诘（jié）：追问。

❷匪：同"非"，不是。

❸宜：应当。

❹易易：非常容易。

❺明哲：指明智睿哲的人。

❻夭枉：短命早死。

❼弥月：满月。

❽蟠：屈曲，环绕，盘伏。

❾赘：多余的，无用的赘生物。

❿糈（xǔ）：粮食，精米。

⓫覆辙：翻车的轨迹。常比喻招致失败的教训。

⓬尪（wāng）羸：瘦弱。亦指瘦弱之人。

⓭揆（kuí）：估计，估量，揆度。

【赏析】

血蛊，《丹溪心法》指蓄血臌，即血臌。为鼓胀的一种。鼓胀之病，其因腹部膨胀如鼓而得名,以腹部胀大,皮色苍黄,脉络暴露为特征,大致与西医学之肝硬化腹水相类。前人根据其病因病机有"气臌"、"血臌"、"水臌"、"虫臌"之称。本案之成因各异,但其病机,总由肝、脾、肾三脏受病,气、血、水瘀积腹内而成。由喻氏案中所言症状,见极度乏力,面色萎黄,有蟹爪纹路,多怒,善忘,口燥,便秘,胸紧,胁胀,腹疼,加之其起病隐匿,"既无旧恙,又匪新疴",患者处东方沿海之地,且半年后不治而逝,本病当属西医学之血吸虫病所致肝硬化。因血吸虫病主要流行于我国江南各省,男女老幼均为易染人群,而男子因经常从事户外劳动,与江河湖溪之水接触机会多,故感染发病较多。喻氏言"男子病此者甚多,而东方沿海一带,比他处更多",与现代流行病学认识一致。肝脾不调,气滞湿阻于中焦,故见胸腹不舒,腹痛,便秘,乏力;肝气不舒,郁而化热,瘀血内停则见胁胀,多怒善忘;湿热蕴脾,运化失司,故见纳差食少,面色萎黄;病属本虚标实,故脉见细损。虽目前尚未出现腹部肿大,喻氏根据自己丰富的临床经验与高超见识,直断为"将成血蛊"。喻氏论本案发病与食鱼、多咸、"热中"有关的观点,虽然并不确切,但喻氏能在当时的历史条件与环境下,作出准确判断,亦属难能可贵。古人对此类寄生虫病治疗效果不佳,喻氏也因预后不良未出方药,所谓"华佗无奈小虫何"是也。

患者上述症状,按西医学理论而言,与肝硬化门脉高压所致胃肠道瘀血,肝功能减退所致激素灭活作用减弱,内分泌紊乱等有关。其中喻氏案中所载"蟹爪纹路"与肝硬化特征性症状"蜘蛛痣"较吻合,与肝掌同属诊断要点之一,为雌激素增多引起毛细血管扩张所致。

案中提到当时世人多以为"血蛊"为妇人之病,盖其症如妇女怀孕之状,腹部胀大,并非仅见于女性。若女性非孕而出现上述症状,亦当考虑腹部肿瘤、妇科肿瘤的可能性,如卵巢癌并发腹水等。总之,当全面收集病情资料,四诊合参为要。

案27 答门人问州守钱希声先生吐血治法

门人问曰：州尊❶暴病呕血数升，指尖微冷，喉间窒塞，声不易出，安危之机，关于医药。有用温补人参、阿胶之属者，有用凉血生地、玄参之属者，有用降火黄柏、知母之属者，漫难适从。请吾师确言其理，以开瞽聩❷。

答曰：古今论失血之症，皆混在痰火一门，是以言之不中肯綮❸，吾试为子详之。夫血病有新久微甚，无不本之于火，然火有阴阳不同，治法因之迥远。州尊虽旧尝失血，不过伤损之类，其原颇轻。今入春以来，忽尔呕血数盂，则出之暴矣。经云：暴病非阳，则其为火也，即非阳火甚明。阳火者，五行之火，天地间经常可久之物，何暴之有？设其暴也，复可以五行之水折之，不能暴矣。惟夫龙雷之火，潜伏阴中，方其未动，不知其为火也。及其一发，暴不可御，以故载阴血而上溢。盖龙雷之性，必阴云四合，然后遂其升腾之势。若天青日朗，则退藏不动矣。故凡用凉血清火之药者，皆以水制火之常法，施之于阴火，未有不转助其虐者也。大法惟宜温补，而温补中之微细曲折，要在讲明有素。经曰：少阴之脉萦❹舌本。谓肾脉萦绕于舌根之间也。又曰：咯血者属肾。明乎阴火发于阴中，其血咯之成块而出，不比咳嗽痨症，痰中带血为阳火也。此义从前未有发明，惟汉代张仲景为医中之圣，于伤寒症中垂戒一款云：误发少阴汗，动其经血者，下竭上厥，为难治。后人随文读去，至下竭上厥之理，总置不讲。不知下竭者，阴血竭于下也；上厥者，阴气逆于上也。盖气与血两相维附，气不得血，则散而无统；血不得气，则凝而不流。故阴火动，而阴气不得不上奔；阴气上奔，而阴血不得不从之上溢；阴血上溢，则下竭矣。血既上溢，其随血之气，散于胸中，不能复返本位，则上厥矣。阴气上逆，不过至颈而止，不能越高巅清阳之位，是以喉间窒塞，心忡耳鸣，胸膈不舒也。然岂但窒塞不舒已哉？阴气久居于上，势必龙雷之火，应之于下，血不尽竭，不止也；气不尽厥，亦不止也。仲景所以断为难治者，其以是乎？但止曰难治，非谓不治也。仲景不立治法者，以另有《卒病论》一十六卷，专论暴病，后世散逸无传耳！吾为子大辟❺其扃❻，则以健脾中阳气为第一义。健脾之阳，一举有三善也：一者脾中之阳气旺，如天青日朗，而龙雷潜伏也；一者脾中之阳气旺，而胸中窒塞之阴气，如太空不留纤翳❼也；一者脾中之阳气旺，而饮食运化精微，复生其下竭之血也。况乎地气必先蒸土为湿，然后上升为云，若土燥而不湿，地气于中隔绝矣，天气不常清乎！今方书皆治阳火之法，至龙雷之火，徒有其名，而无其治，反妄引久嗽成痨，痰中带血之阳症，不敢用健脾增咳为例。不思咯血即有咳嗽，不过气逆上厥之咳，气下则不咳矣，况于原无咳嗽者乎？

【注释】

❶州尊：一州之长官。

❷瞽聩（gǔ kuì）：眼瞎耳聋。比喻见闻甚少。

❸肯窾（kuǎn）：同"肯綮（qìng）"，筋骨结合的地方，比喻要害或最重要的关键。

❹萦（yíng）：缭绕，缠绕。

❺辟：豫注本作"开"。

❻扃（jiōng）：从外面关门的闩、钩，门户。此喻疑团。

❼纤翳：微小的障蔽。多指浮云。

【赏析】

本案借钱希声暴病吐血案，论吐血及血证的治法，并重点论述了喻氏的阴火思想。

喻氏认为，血证虽有新久微甚之分，但总属于火，无非阳火、阴火而已。阳火者，火热熏灼，损伤血络，迫血妄行，治当凉血清火，即所谓"以水制火之常法"。阴火者，下焦阴血内竭，不能潜藏龙雷之火，当养血滋阴潜阳为要。钱希声之病为龙雷之火藏伏于肾水之中，阴火动则阴气上逆，载血上溢，发为暴病呕血。并引《伤寒论》294条"少阴病，但厥无汗，而强发之，必动其血，未知从何道出，或从口鼻，或从目出者，是名下厥上竭，为难治"及足少阴肾经经络循行，以说明元气衰于下，阴血竭于上并动血的病机。对此阴火之证，治宜温补，不可用"凉血清火"、"以水制火之常法"治疗。

其病虽为龙雷之火，与肝肾相关，然患者仅见"指尖微冷"，而非四肢厥逆，无下利神昏之证，其症痰中带血，喉间窒塞，心忡耳鸣，胸膈不舒，故病机重在中上焦非为下焦，且之前用知柏、生地、玄参之类从肾论治滋阴降火无效，故从中焦论治，以健脾温阳益气为主治疗。盖脾胃为后天之本，气血生化之源，气血充足则能下滋于肾，使肾精得养，水深则龙潜，龙雷之火不兴；脾主运化，中焦水谷水湿得运，则胸中窒塞之阴气得消，脾升胃降，气机得运；脾主统血，脾气健旺，气能摄血，则能统摄血液在脉中运行，防止逸出脉外，此即案中所谓"土厚则阴浊不升，而血患必止"之理。

阴火之说首见于李东垣《脾胃论·卷中》："既脾胃气虚，元气不足，而心火独盛。心火者，阴火也，起于下焦，其系系于心，心不主令，相火代之。相火，下焦胞络之火，元气之贼也。火与元气不两立，一胜则一负。脾胃气虚则下流于肾，阴火得以乘其土位"，"夫阴火之炽盛，由心生凝滞，七情不安故也……火者，七情之贼也"，"或因劳役动作，肾间阴火沸腾"，若脾胃因饮食、劳倦、情志所伤，则升降悖逆，清气不升，浊阴不降，五脏九窍不利，元气不足，导致肝肾相火离位，阴火得以上乘脾胃，扰于心包，出现"气短，精神少，而生大热，有时而显火上行，独燎其面"，"气高而喘，身热而烦，其脉洪大而头痛，或渴不止，其皮肤不任风寒而生寒热"，脾胃气虚，则见"怠惰嗜卧，四肢不收，大便泄泻"。喻氏本案之阴火呕血，与东垣之说颇有相通之处。故议以健脾崇土，健脾中阳气为先。

古方治龙雷之火，每用桂、附引水归元之法，然施于暴血之症，可暂不可常。盖已亏之血，恐不能制其悍；而未动之血，恐不可滋之扰耳！究而论之，治龙雷之火，全以收藏为主，以秋冬则龙潜雷伏也。用收藏药不效，略用燥烈为乡导❶，以示同气相求之义则可，既已收藏，宁敢漫用燥烈乎！先生宿有损伤失血之病，值此上下交匦，功令森严，人心欲逞，惴惴其不免❷，是劳伤又益以忧恐。恐则伤肾，而少阴之血无端溢出，与仲景所谓误发少阴汗，动其血者，初❸无少异矣。又况肝主谋虑，性喜疏泄，冬间肾气不藏，久已供肝木之挹取❹，今春令将行，而肝木居青龙之位，震雷之司，乘权用事，是以天时之龙雷未动，身中之龙雷先动，其血已暴涌而出。不识后此春夏十二气❺，龙雷大发之时，将何血以奉之耶？夫大病须用大药，大药者，天时春夏，而吾心寂然秋冬是也。昔人逃禅❻二字甚妙，夫禅而名之曰逃，其心境为何如哉？子后遇此病，必以崇土为先，土厚则阴浊不升，而血患必止，万物以土为根，元气以土为宅，不可不亟讲矣！

胡卣臣先生曰：今世失血一症甚夥❼，前后四案，发明无穷奥义，垂诲殷殷❽。此篇详论阴火原委，尤补千古阙失。

【注释】

❶乡导：今作"向导"，引路或引路人。此指引经药。

❷上下交匮，功令森严，人心欲逞，惴惴其不免：上至国家，下至百姓，都贫困不堪，加上政府法令森严，人心欲图反抗，故长官不免忧恐不安。匮，缺乏。功令，法律、命令。逞，放纵，恣肆。惴惴，忧惧戒慎貌。

❸初：本来就、全。

❹挹（yì）取：汲取。挹，舀。

❺春夏十二气：春季与夏季的十二个节气。

❻逃禅：有两种含义。一则指逃出禅戒，一则指遁世而参禅。此当指后者。禅，指禅坐（静坐）与静思。

❼夥（huǒ）：多。

❽殷殷：情意深厚貌。

【赏析】

本段承上文继续说明阴火吐血的治法。本病为下元不足、龙雷之火无以潜藏而上逆的暴血之症，不可漫用桂、附等燥烈动血之品，即便使用，亦须小量暂时。此外，喻氏认为"大病须用大药"，治疗当服药与情志调节、静坐相结合。喻氏受到佛家思想影响，提出"逃禅"。本病起病因于劳伤、忧恐，于春季生发气机宣发之时发病，情志调节为重要辅助方法。打禅静坐实质上属气功学中静功的范畴。现代研究也证实，练静功可增强肺功能，使呼吸频率减慢，呼出气中二氧化碳成分增高，氧气成分减少，并提高心肌功能，对神经系统也有良好的调节作用。静坐还能消除精神紧张，使肌肉放松，疼痛、不适亦可得到缓解，使人的身心相应得到调整、休息，从而达到祛病健身的目的。

案28　李思萱乃室膈气危症治验（附：叶氏妇治验）

李思萱室人❶有孕，冬日感寒，至春而发，初不觉也。连食鸡面鸡子，遂成夹食伤寒，一月才愈。又伤食物，吐泻交作，前后七十日，共反五次，遂成膈证，滴饮不入。延诊时，其脉上涌而乱，重按全无，呕哕连绵不绝，声细如虫鸣，久久方大呕一声。余曰：病者胃中全无水谷，已翻空向外，此不可救之症也。思萱必求良治，以免余憾。余筹画良久，因曰：万不得已，必多用人参。但才入胃中，即从肠出，有日费斗金，不勾西风一浪❷之譬，奈何？渠曰：尽在十日之内，尚可勉备。余曰：足矣。乃煎人参汤，调赤石脂末，以坠安其翻出之胃。病者气若稍回，少顷大便，气即脱去。凡三日服过人参五两，赤石脂末一斤，俱从大便泻出。得食仍呕，但不呕药耳。因思必以药之渣滓，如栖❸粥之类与服，方可望其少停胃中，顷之传下，又可望其少停肠中。于是以人参、陈橘皮二味，剪如芥子大，和粟米同煎作粥，与服半盏，不呕，良久又与半盏。如是再三日，始得胃舍稍安。但大肠之空尚未填实，复以赤石脂末为丸，每用人参汤吞两许。如是再三日，大便亦稀。此三日参橘粥内，已加入陈仓米，每进一盏，日进十余次，人事遂大安矣。仍用四君子汤、丸调理，通共用人参九两，全愈。然此亦因其胎尚未堕，有一线生气可续，故为此法以续其生耳！不然者，用参虽多，安能回元气于无何有之乡❹哉！后生一子，小甚，缘母疾百日，失荫❺之故。

【注释】

❶室人：妻子。

❷日费斗金，不勾西风一浪：每天耗费的钱财很多，还不够被西风一次

刮得干干净净。此指花了钱，却得不到应有的效果。勾，通"够"。

❸粞（xī）：碎米。

❹无何有之乡：指空无所有的地方。语出《庄子·逍遥游》："今子有大树，患其无用，何不树之于无何有之乡，广莫之野。"

❺失荫（yīn）：先天失养。荫，原指遮蔽，后引申为庇荫，封建时代子孙因先世有功劳而得到封赏或免罪。

【赏析】

本案孕妇初为外感，此时宜饮食清淡易消化食物，却连食鸡面鸡子，造成夹食伤寒，一月方愈。大病初愈，脾胃虚弱，理应少量饮食，并以半流质软食为主，渐次增加，即《伤寒论》398 条所言"以病新瘥，……脾胃气尚弱，不能消谷，……损谷则愈"之意，患者又再次伤食，损伤脾胃，升降失常，致吐泻交作，正如《医学心悟》中所说"病人误，不戒口，口腹伤人处处有"。病延七十日，反复五次，脾胃重伤，滴饮不入，胃肠功能极度紊乱，其脉乱无根，呕哕声微不绝，已是胃气将绝之征。药石难投，病情十分危重。然患者胎元未堕，元气尚未尽脱，尚有一线生机，故用人参汤调赤石脂末治之。人参能大补元气，复脉固脱，为拯危救脱要药，适用于因大汗、大泻、大失血或大病、久病所致元气虚极欲脱，气短神疲，脉微欲绝的重危证候；又为补脾要药，益气生津。妙者喻氏以药物剪碎，与粟米同煎作粥为糊状，橘皮理气和胃，调服赤石脂，涩肠固脱，借其吸附于肠道之性，使参汤之药力于胃肠中多停片刻，不至立即由大便脱出。少量频服，果胃气稍安。其后以上法，配陈仓米、粟米为粥，丸药汤剂并用。陈仓米甘、平、淡，功能理脾助气，调胃止泻；主治脾虚胃弱，精神不振，烦渴久泄。粟米味甘、咸，性凉。能益脾胃，养肾气，除烦热，利小便。《本草纲目》言："粟之味咸淡，气寒下渗，肾之谷也，肾病宜食之。虚热消渴泄痢，皆肾病也，渗利小便，所以泄肾邪也。降胃火，故脾胃之病宜食之。"最后以四君子汤、丸调理收功而愈。

本案可与前案之少司马李萍槎误治后久泻、陈彦质肠风下血临危之证两案合参，喻氏均以参汤调服赤石脂末，此法可为临床治疗久泻久利，脾胃大伤者借鉴。此类患者脾胃功能虚衰，虚不受补，无法承受补药的治疗，当缓给药物，少量频服，或配合米粥养胃，可收良效。

附：叶氏妇治验

叶氏妇亦伤寒将发，误食鸡面、鸡子，大热喘胀。余怜其贫，乘病正传阳明胃经，日间与彼双表❶去邪，夜间即以酒大黄、玄明粉连下三次，大便凡十六行，胎仍不动，次早即轻安。薄粥将养，数日全愈。此盖乘其一日骤病，元气大旺，尽驱宿物，以免缠绵也。设泥❷有孕，而用四物药和合下之，则滞药反为食积树党❸矣。

胡卤臣先生曰：前治神矣，后治复不减。盖前治明，后治良也。行所明以持危扶颠，藉有天幸者多矣！此嘉言所以昭述其事，亦曰不得已欤！

【注释】

❶双表：当为"解表"。

❷泥：拘泥。

❸为食积树党：指加重食积。树党，建立私党。

【赏析】

其后附案叶氏孕妇亦为伤寒夹食，所幸体质较好，病程尚短，且病属实证，自与上面李妻之久病体弱之虚证有别。表里同病，表病传里，表邪未去，治当先表后里。发热、咳喘为外邪袭表，肺气失宣；腹胀或痛为伤食腑气不通，里实将成。故先解表祛邪，后以酒大黄、芒硝泻热去实，最后以薄粥将养收功。对此孕妇用硝黄而无损，正与《索问·六元正纪大论》中"有故无殒，亦无殒也"之旨吻合。

案29　辨黄咫旭乃室膈气危症宜用缓治法果验

咫旭乃室病膈气二十余日，饮粒全不入口。延余诊时，尺脉已绝而不至矣。询其二便，自病起至今，从未一通，止是一味痰沫上涌，厌厌待尽，无法以处。邑庠❶有施姓者，善决生死，谓其脉已离根，顷刻当坏。余曰：不然。《脉经》明有开活一款❷云：上部有脉，下部无脉，其人当吐，不吐者死。是吐则未必死也，但得天气下降，则地道自通，故此症倍宜治中，以气高不返，中无开阖，因成危候。待吾以法缓缓治之，自然逐日见效。于是始独任以观验否。乃遂变旋伏❸代赭成法，而用其意，不泥其方。缘女病至尺脉全无，则莫可验其受孕，万一有而不求，以赭石、干姜辈伤之，呼吸立断矣，姑阙疑❹。以赤石脂易赭石，煨姜易干姜，用六君子汤加旋覆花，煎调服下，呕即稍定。其岳父见用人参，以为劫病❺而致憾。余曰：无恐也，治此不愈，愿以三十金为罚，如愈，一文不取。乃全神焰❻应，药必亲调，始与服之。三日后，渐渐不呕；又三日后，粥饮渐加，举家称快。但病者全不大便，至是已月余矣。一则忧病之未除，再则忧食之不运，刻刻以通利为嘱。余曰：脏气久结，食饮入胃，每日止能透下肠中一二节，食饮积之既久，脏气自然通透，原议缓治，何得急图耶！举家金以余为不情❼，每进诊脉，辄闻病者鼻息之扬，但未至发声相詈❽耳。盖余以归、地润肠之药，恐滞膈而作呕；硝石、大黄通肠之药，恐伤胎而殒命。姑拂其请，坚持三五日，果气下肠通，而病全瘳❾矣！病瘳而其家窃议曰：一便且不能通，曷❿贵于医耶？月余，腹中之孕，果渐形著。又议曰：一孕且不能知，安所称高耶？吁嗟！余之设诚而行，以全人夫妻子母，而反以得谤也，岂有他哉！惟余得谤，当世之所谓医者，然后乃得名耳！

胡卣臣先生曰：议病入理之深，自然入俗之浅，如中无开阖之语，及脏气逐日渐通之语，岂堪向寻常索解耶！

【注释】

❶邑庠（yì xiáng）：明清时的县一级学校。邑，旧时县的别称；庠，古代乡学名。

❷款：项。

❸旋伏：当为"旋覆"。下同。

❹阙（quē）疑：遇有疑惑，暂时空着，不作主观推测。

❺劫病：掠夺病人的钱财。指治病破财。

❻炤：同"照"。

❼举家佥（qiān）以余为不情：全家都认为我不近人情。佥，全，都。

❽詈（lì）：骂，责骂。

❾瘳（chōu）：病愈。

❿曷（hé）：何，什么。

【赏析】

本案黄妻严重呕吐，二十余日，水食不进，大便不通，而为膈气。《圣济总录·卷六十二·膈气门》言："人之胸膈，升降出入，无所滞碍，命曰平人。若寒温失节，忧恚不时，饮食乖宜，思虑不已，则阴阳拒膈，胸脘痞塞，故名膈气。"多属现代食管癌范畴，但本病实为妊娠恶阻。妊娠之后，胎元初凝，血聚养胎，经血不泻，冲脉之气较盛。冲脉起于胞宫而丽于阳明，冲脉气壅则上逆。脾胃虚弱，胃失和降则呕；痰饮内停，随逆气而出则痰沫上涌；呕则伤气，吐则伤阴，呕吐日久，水浆不入，气阴两虚。阴虚肠道失润，腑气不通，加之饮食不进，化源不足，故大便不通。治当健脾益气，和胃降逆。

喻氏在本案中还体现了他高超而准确的判断预后能力。患者二十余日水米不入，大便不通，奄奄一息，尺脉又绝，他医断为"脉已离根"之死证，而喻氏引《脉经》"上部有脉，下部无脉，其人当吐，不吐者死"，断其尚有生机。该句出于《难经·十四难》及《脉经》，指实邪阻滞，中焦不通，气机内闭，气不应脉，可出现"上部有脉，下部无脉"之象，此时"其人当吐"，吐则中焦得通，浊邪涌泄，气机得开，出入有常，则生；反之则死。孕妇之脉本应"阴搏阳别"，见滑且尺脉搏指有力，但因其呕吐严重，气阴两伤，气逆于上，气机内闭，不能下通，致使尺脉不现，"莫可验其受孕"与否，故喻氏认为不可鲁莽使用攻下及重坠之品。本可用旋覆代赭汤，为防止重坠之赭石、辛燥之干姜（注：《伤寒论》中实为生姜）伤胎，分别以赤石脂、煨姜代之。又因其脾虚饮停，而加六君子汤健脾益气，化痰理气，增强补中之力。可谓师其意而不泥其方，活法机括，加减运用自如。最后终于孕形显现。现代临床则可以实验检查结果辅助，诊断较为准确。

喻氏治疗本案的经历颇让人感慨，因其病情用人参，被疑为"劫病"，喻氏为免病家怀疑，主动提出治病分文不取，无效倒赔三十金；对患者全力照应，"药必亲调，始与服之"，呕止食增病情缓解后，为保胎，且病情不宜通下故未用硝黄，反受病家之讥讽；患者病愈而孕形渐显后，病家不但不感恩，反怪其未能早日判断预测。此诚不明事理之家也！与现今一些医生受到病人家属的不公正对待，及医患矛盾，颇有类似之处。此案体现了喻嘉言的高超医术与高尚医德。并为另一案顾季掖之妻孕期肺痈之病患提供了治疗线索（患者家人即是听闻黄妻孕期得良治而愈，故请喻氏前去诊治），亦可谓"失之东隅，收之桑榆"也。

案30 面议倪庆云危症再生治验

倪庆云病膈气十四日，粒米不入咽，始吐清水，次吐绿水，次吐黑水，次吐臭水，呼吸将绝，医已歇手。余适诊之，许以可救，渠家不信。余曰：尽今一昼夜，先服理中汤六剂，不令其绝，来早转方，一剂全安。渠家曰：病已至此，滴水不能入喉，安能服药六剂乎？余曰：但得此等甘温入口，必喜而再服，不须过虑。渠诸子或庠或弁❶，亦知理折，金❷曰：既有妙方，何不即投见效，必先与理中，然后乃用，此何意耶？余曰：《金匮》❸有云，病人噫气不除者，旋覆代赭石汤主之。吾于此病分别用之者有二道：一者以黑水为胃底之水，臭水为肠中之水，此水且出，则胃中之津液久已不存，不敢用半夏以燥其胃也；一者以将绝之气，止存一系❹，以代赭堕之，恐其立断，必先以理中分理阴阳，俾气易于降下，然后代赭得以建奇奏绩。一时之深心，即同千古之已试，何必更疑？及简❺仲景方，见方中止用煨姜而不用干姜❻。又谓干姜比半夏更燥，而不敢用。余曰：尊人所噫者，下焦之气也，所呕者，肠中之水也。阴乘阳位，加以日久不食，诸多蛔虫，必上居膈间，非干姜之辣，则蛔虫不下转，而上气亦必不下转，妙处正在此，君曷可泥哉！诸子私谓，言有大而非夸❼者，此公颇似。姑进是药，观其验否，进后果再索药。三剂后病者能言，云内气稍接，但恐太急，俟天明再服，后且转方为妥。至次早未及服药，复请前医参酌，众医交口极沮❽，渠家并❾后三剂不肯服矣。余持前药一盏，勉令服之，曰：吾即于众医前，立地转方，顷刻见效，再有何说！乃用旋覆花一味煎汤，调代赭石末二茶匙与之，才一入口，病者曰：好药，吾气已转入丹田矣！但恐此药难得。余曰：易耳。病者十四日衣不解带，目不交睫，惫甚，因图脱衣安寝。冷气一触，复呕，与前药立止，思粥，令食半盏。渠饥甚，竟食二盏，少顷已食六盏。复呕，与前药立止。又因动怒以物击婢，复呕，与前药立止。以后不复呕。但困倦之极，服补药二十剂，丸药一斤，将息二月，始能远出，方悔从前少服理中二剂耳。

胡卣臣先生曰：旋覆代赭一方，案中屡建奇绩，但医家未肯信用，熟读前后诸案，自了无疑惑矣。

【注释】

❶弁（biàn）：旧时的低级武官。

❷佥（qiān）：全，都。

❸《金匮》：当为《伤寒论》。

❹一系：豫注本注作"一丝"。

❺简：查阅。

❻方中止用煨姜而不用干姜：豫注本注作"方中用干姜而不用煨姜"，当是。

❼言有大而非夸：说话口气大，但并非虚夸。

❽沮（jǔ）：阻止。

❾并：连。

【赏析】

本案呕吐十四日，粒米不入，目不交睫，呕吐十分频繁。最后吐出清水、绿水、黑水及臭水。喻氏断其水来自胃底、肠中。按西医学理论推测,清水当为胃液,绿水则夹胆汁,黑水或夹瘀血及血液,臭水则来自肠中秽液,其病当为重度呕吐,损伤胃黏膜伴胃出血、胆汁、肠液反流。肠液反流于胃,可知本病呕吐极重。治宜旋覆代赭汤,但因黑水、臭水既出,说明胃肠中津液将绝,故不敢用半夏温燥、代赭石重坠伤其将绝之气液,而用理中汤调理中焦,温养中气,分理阴阳,使浊气下降,清气上升。待中气建立后再以旋覆代赭降逆止呕建功,转危为安。

本案喻氏认证极准,有胆有识;用药精到,急挽危重;能言善辩,据理力争,不避嫌隙,更显大医本色,足为后世医家典范。

喻氏此三案均为膈气案,但究其病因,并非后世之"噎膈"(食管癌),实为呕吐重症导致的水食难下之证,且均以理中、六君之类健脾药配旋覆代赭而取效。

案 31 论吴圣符单腹胀治法

圣符病单腹胀,腹大如箕,紧硬如石,胃中时生酸水,吞吐皆然,经年罔效。盖由医辈用孟浪成法,不察病之所起,与病成而变之理,增其势耳。昨见云间❶老医煎方,庞杂全无取义,惟肾气丸一方,犹是前人已试之法。但此病用之,譬适燕而南其指❷也,夫肾气丸为肿胀之圣药者,以能收摄肾气,使水不泛溢耳。今小水一昼夜六七行,沟渠顺导,水无泛滥之虞也,且谓益火之源,以消阴翳耳。今酸味皆从火化,尚可更益其火乎!又有指腹胀为食积,用局方峻攻,尤属可骇,仆不得不疏明其旨。夫圣符之疾,起于脾气不宣,郁而成火,使当时用火郁发之之法,升阳散火,病已豁然解矣!惟其愈郁愈湮❸,渐至胀满,则身中之气,一如天地不交而成痞塞❹,病成而变矣。症似无火,全以火为之根,不究其根,但治其胀,如槟榔、厚朴、莱菔子之类,皆能耗气助火。于是病转入胃,日渐一日,煎熬津液,变成酸汁,胃口有如醋瓮,胃中之热,有如曲糵❺,俟谷饮一入,顷刻酿成酢❻味矣。有时新谷方咽,旧谷即为迸❼出,若互换者。缘新谷芳甘未变,胃爱而受之,其酸腐之余，自不能留也。夫人身天真之气，全在胃口，今暗从火化，津液升腾屑越❽，已非细故。况土曰稼穑，作甘者也；木曰曲直，作酸者也。甘反作酸，木来侮土，至春月木旺时，必为难治。及今可治，又治其胀，不治其酸，曾不思酸水入腹，胀必愈增，不塞源而遏流，其势有止极❾耶！试言其概。治火无过虚补、实泻两法，内郁虽宜从补，然甘温除热泻火之法，施于作酸日❿，其酸转增，用必无功。故驱其酸而反其甘，惟有用刚药一法。刚药者，气味俱雄之药，能变胃而不受胃变者也。参伍以协其平，但可用刚中之柔，不可用柔中之刚，如六味丸加桂、附，柔中之刚也。于六味作酸药中，入二味止酸药，当乎不当乎？刚中之柔，如连理汤是也，刚非过刚，更有柔以济其刚，可收去酸之绩矣。酸去而后治胀，破竹之势已成，迎刃可解，锢疾⓫顿瘳⓬。脾君复辟，保合太和，常有天命⓭矣，孰是用药者后先铢两⓮间，可无审乎！

善后多年，闻用黄柏、知母之属，始得全效，更奇之。刚柔诸药，为丸服之，胸中如地天交而成泰⓯，爽不可言，胀病遂不劳余力而愈。

【注释】

❶云间：松江府的别称。现在上海松江区一带。因西晋文学家陆云（字士龙，家在松江府治所在地华亭）对客自称"云间陆士龙"而得名。

❷适燕而南其指：想去北方的燕国，却指向南方。适，往，到。语出清初思想家唐甄《潜书·考功》："为治者不以富民为功，而欲幸致太平，是适燕而马首南指者也。"比喻方证不符。

❸湮（yān）：淤塞，堵塞。

❹天地不交而成痞塞：语本《易·否》："象曰：天地不交，否。"意为天地不交，上下隔阂，闭塞不通。

❺曲蘖（niè）：蘖，酿酒的曲。曲蘖，指酒曲。

❻酢：同"醋"。

❼迸：涌出，冒出。

❽屑越：轻易捐弃；糟踏。此指耗散。

❾止极：终极；尽头。

⑩作酸曰：疑为"作酸者"。

⑪锢疾：即"痼疾"。积久难治的疾病。锢，通"痼"。

⑫蠲（juān）：除去。

⑬脾君复辟，保合太和，常有天命：脾运恢复正常，人体阴阳元气冲和，就能尽享天年。语出《易·乾》"保合太和，乃利贞"。太和，指天地阴阳冲和之气。

⑭后先铢两：指用药先后和分量多少。

⑮地天交而成泰：语本《易·泰》："象曰：天地交，泰"，言天地之气融通，则万物各遂其生。铅印本作"天地交"，当是。

【赏析】

本案吴某之单腹胀，即鼓胀，见"腹大如箕，紧硬如石，胃中时生酸水"，小便频多，则气滞、血瘀、水停，肝、脾、肾三脏功能失调已显，证属肝郁脾虚，湿热蕴结。肝郁化热，乘脾犯胃，则胃中泛酸；胃气上逆则呕吐嗳气；湿热壅滞中焦，则纳差腹胀；经久不愈，脾失运化，水湿内停则腹大渐硬；病久及肾则夜尿频。此证本虚标实，肝脾肾同病，故单用理气或利水之法无效。肾气丸虽为疗肿胀之圣药，能收摄肾气，使水不泛溢，但患者一昼夜小便六七次，水无泛溢之虞，且肾气丸温补肾阳，以热疗热，更益其火，故泛酸加重。不究病因，而用槟榔、厚朴、莱菔子之类理气药，亦为辛温化燥、伤气助热之品。喻氏还借酿醋之喻，说明"口酸"为有热之象，此为临床辨证要点之一。因病起于郁火犯胃作酸，故先治酸再治胀，施以连理汤，理中清热化湿，又以知、柏清热，最后以丸药调理收功。

附：论善后之法

门人请曰：吾师治病，每每议先于药，究竟桴鼓相应❶，纤毫不爽。今果酸止胀消，脐收腹小，奏全绩矣！不识意外尚有何患，恳同❷善后之法，究极言之。余答曰：悉乎哉，问也！《内经》病机，刘河间阐发颇该❸，至于微茫要渺，不能言下尽传，吾为子益广其义。夫病有逆传、顺传种种不同，所谓病成之机则然。至于病去之机，从来无人道及。前论圣符之病，乃自脾入传于胃，今酸去胀消，亦自胃返于脾。故善后之法，以理脾为急，而胃则次之，其机可得言也。设胃气未和，必不能驱疾，惟胃和方酸减谷增，渐复平人容蓄之常。然胃喜容蓄，脾未喜健运，倦怠多睡，惟乐按摩者有之；受食一盏，身若加重，受食三盏，身重若加一钧❹者有之；步履虽如常候，然登高涉险，则觉上重下轻，举足无力❺者有之；脾阳弗旺，食后喜溉沸汤，借资于有形之热者有之；其病之余，有夏热为瘅，秋清为疟，燥胜脾约，湿胜脾泄者有之。故理脾则百病不生，不理脾则诸疾续起，久之乃入于胃也。至若将息失宜，饮食房劳所犯，脾先受之，犹可言也。设忿怒之火一动，则挟木邪直侵胃土，原病陡发，不可言也。语以一朝之忿，亡身及亲为惑，垂戒深矣！又其始焉酸胀，胃中必另创一膜囊，如赘疣者，乃肝火冲入，透开胃膜，故所聚之水，暗从木化变酸，久久渐满，膜囊垂大，其腹之胀，以此为根。观其新谷入口，酸物进出，而芳谷不出，及每食饴糖，如汲筒❻入喉，酸水随即涌出，皆可征也。若非另一窠臼，则其呕时宜新腐并出，如膈气之类，何得分别甚清耶？昨游玉峰，渠家请授他医调摄之旨，及语以另辟膜囊。其医不觉失笑曰：若是，则先生真见隔垣❼矣。吁嗟！下士闻道❽，固若此乎？订方用六君子汤，煎调赤石脂末。其医不解，岂知吾意中因其膜囊既空，而以是填之，俾不为异日患乎？吾昔治广陵一血蛊，服药百日后，大腹全消，左胁肋始露病根一长条，如小枕状，以法激之，呕出黑污斗许，余从大便泄去，始消。每思蛊胀，不论气血水痰，总必自辟一宇，如寇贼蟠据，必依山傍险，方可久聚。《内经》论五脏之积，皆有定所，何独于六腑之聚久为患，如鼓胀等类者，遂谓漫无根柢区界❾乎？是亦可补病机之未逮❿。

【注释】

❶桴（fú）鼓相应：以鼓槌击鼓，鼓即发声。比喻相互应和，配合紧密。此指药证相应。桴，击鼓的槌。

❷同：疑为"问"之误。

❸该：通"赅"，齐备，详备。

④钧：古代重量单位，三十斤为一钧。

⑤举足无力：铅印本作"举足无力，身重肢倦，头昏气急"。

⑥汲筒：古代水转筒车上的部件，是打通竹节之粗大竹杆，作引水入田之用。

⑦隔垣（yuán）：隔墙。典出《史记·扁鹊仓公列传》，言扁鹊能见隔墙另一方的人。

⑧下士闻道：语出《老子·道德经》："上士闻道，勤而行之；中士闻道，若存若亡；下士闻道，大笑之。不笑不足以为道。".

⑨区界：区别，界限。

⑩未逮：不及，没有达到。

【赏析】

本段喻氏论鼓胀病善后之法，并重点论述了调理脾胃的重要性。前言其病成之机，乃"自脾入传于胃"，病去之机，"亦自胃返于脾"，善后之法，"理脾为急"。可见病之始终，皆不离脾胃。现虽酸止胀消，然脾虚未复，湿未全化，困阻周身，则倦怠多睡；胃纳未复，稍稍多食则不适；气血未复，稍事劳累则觉上重下轻，举足无力。故喻氏言"理脾则百病不生，不理脾则诸疾续起"，方用六君子加减。

论善后之法中，喻氏推测鼓胀病另有一"膜囊"，"透开胃膜，故所聚之水……久久渐满，膜囊垂大，其腹之胀，以此为根"，虽与现代解剖学认识不尽相同，但在无解剖学知识基础的情况下，能与西医学认识的大网膜与腹水形成病理机理部分符合，亦属难能可贵。有如真见隔垣矣！

喻氏所言治广陵血蛊，后现左胁肋之长条状"病根"，当为西医学所言之脾肿大，属中医"癥瘕积聚"范畴，为瘀血内停，治当祛瘀软坚，兼调脾胃。

附：窠囊证据

许叔微《本事方》曰：微患饮澼❶三十年，始因少年夜坐写文，左向伏几，是以饮食多坠左边，中夜必饮酒数杯，又向左卧。壮时不觉，三五年后，觉酒止从左下有声，胁痛、食减、嘈杂，饮酒半盏即止，十数日必呕酸水数升。暑月止右边有汗，左边绝无。遍访名医及海上方，间或中病，止得月余复作。其补如天雄、附子、矾石；利如牵牛、大戟、甘遂，备尝之矣。自揣必有澼囊，如水之有科臼❷，不盈科不行，但清者自行，而浊者停滞，无路以决之。故积至五七日，必呕而去。脾土恶湿，而水则流湿。莫若燥脾以去湿，崇土以填科臼，乃制苍术丸，服三月而疾除。由此观之，痰饮小患，尚有科臼，岂胀满大病，反无科臼乎？但许公酸水积至数升，必尽呕去，故不下渗于腹；若圣符则积之经年，腹中已容数斗。喉间连谷上涌者，不过数口而已。向非吾先治胃中酸水，腹内再可加一年之积乎！然腹中之事，言之反涉于诞，其不以为功也宜矣！昔贤自病三十年始悟，今之医辈，视人犹己者有几？况己病亦不知所由耶！其更数医而不能为善后计者，总之未透此一关耳！

胡卣臣先生曰：认病机处，溯流穷源，若河汉❸莫可纪极❹，然实凿凿有据，不涉影响，觉十年读书，三次折肱❺者，未必具此手眼。

【注释】

❶澼（pì）：肠间水。

❷科臼：窠臼。科，通"窠"，坎，坑。

❸河汉：银河。

❹纪极：穷尽。

❺三次折肱：指阅历多。《左传·定公十三年》："三折肱，知为良医。"

【赏析】

本段喻氏引许叔微《普济本事方》"澼囊"一案，以证明其"窠囊"之推测的合理性，并言"痰饮小患，尚有科臼，岂胀满大病，反无科臼乎"。许氏以苍术丸健脾燥湿温中，治之三月病除；喻氏以六君加减，均从脾胃入手。两者在西医学理论中虽有较大差异，但喻氏之诊治思路亦具有一定启发性。余个人意见，许叔微之病当类似西医学之"胃下垂"或"幽门梗阻"引起的反流，自与吴某之肝腹水类疾病有别。

案 32 论吴叔宝无病而得死脉

吴叔宝先生，因治长公圣符之暇日❶，无病索为立案，岂求隔垣早见，而撒土先防❷乎？仆未悉翁平素之脉，因尝药而吐泻交作，始为诊之。见脉躁而不静，劲而不柔，疑所伤甚大。乃翁漫不介意，无非恃体之坚固耳。及具道平昔，始知禀受元阳甚旺，从前所患，皆为热中之病。盖膏粱厚味之热，阳气载以俱升，势必发为痈疽疔毒，及脓溃斗许，毒尽而阳不乏，夫非得于天者厚耶！然屡费不赀❸，久从暗耗。况人身候转不常❹，始传热中，今传寒中矣。热中则一身之痰，俱变为热，痰热则走，故发为疮疡；寒中则一身之痰，俱变为寒，痰寒则凝，故结塞于胸膈，不易开散。一繇阳气高亢，一繇阳气卑微耳！今见脉中或三至一转，或五至一转，不与指相值❺，自为区别，虽名三五不调，其实阳气孤危已甚。翁弗病则已，万一病出，必非纾徐迂缓❻。试即以冬时为譬，寒威凛冽，阴霾昼见，天日无光，或有之矣，能无虑乎！据所禀之厚，宜百年有常。乃今亦觉少衰，扶身药饵，有断不可缺者。服药而脉返其驯，缉续罔间❼，尚可臻古稀之列。盖所禀之丰，如有国者，祖功宗德之隆，即当衰季，复有中兴一段光彩耳。

翁见案不怿❽。至冬月果患胸腹紧痛，胀闷不堪，以滚酒热盐，内浇外熨不止，服附子理中十数剂始安。次年四月，临丧过哀，呕血升余，服润滞药过多，饮食入胃，先痛后呕，大便沾滞而不坚燥，欲成痰膈。在郡更医十余手，杂投罔效。归用土医服观音对坐草❾，而胃气搜削殆尽。最后饮水恶热，乃胃中久失谷养。津液尽枯，一团真火内炽。凡病此症者，无不皆然。医者不审痰膈与热膈异治，尚以牛黄、狗宝❿，漫图侥幸。仆以未病先识，不敢染指投剂，亦繇时辈媢嫉，欲借翁病为刀俎地⓫，先以去年所用之药为谤端，是以即有旋覆代赭成法可施，承当不下耳，可胜悼哉！

胡卣臣先生曰：舆谤易兴易息，出于公耳，独壎篪⓬中之鬼域，造端微而贻祸远⓭，可慨可慨！

【注释】

❶暇日：闲暇、空闲的时日。

❷隔垣早见，而撒土先防：意为早点发现疾病，及时进行防治。

❸屡费不赀（zī）：经常消耗而未得补充。赀，同"资"，资助。

❹候转不常：证候转化，无常态。

❺相值：相当，相匹敌。

❻纾（shū）徐迂缓：缓慢曲折。纾，缓和；迂，曲折。

❼缉续罔间：继续不断。罔，无；间，间断。

❽怿（yì）：喜欢，高兴。

❾观音对坐草：又名神仙对坐草、硬皮草。功能行气活血，消肿解毒。

❿牛黄、狗宝：牛黄，牛胆囊中的结石。味苦性凉，功能清热解毒，主治咽喉肿痛、口舌生疮、痈疽疔毒。狗宝，狗的胆囊、肾脏或膀胱的结石。甘、咸、平，归脾、胃、心经，功能降逆气、开郁结、消积、解毒。主治噎膈、反胃、胸胁胀满、痈疽疔疮。牛黄与狗宝均为珍贵中药。

⓫为刀俎地：刀俎，刀和砧板，原为宰割的工具。此指作为攻击其他医生的借口。

⓬壎篪（xūn chí）中之鬼域：壎、篪皆古代乐器，二者合奏时声音相应和。因常以"壎篪"比喻兄弟亲密和睦，此喻好人。壎，同埙。鬼域，鬼魂出没的地方，此暗喻坏事。本句意为在医生们和睦相处中，难免有些人做做无事生端的坏事。

⓭造端微而贻祸远：开始不显著，而后患无穷。

【赏析】

本案体现了喻氏高超的脉诊水平。吴某看似无病，而脉象"躁而不静，劲而不柔"，三五不调。肝主疏泄，以柔为贵，现脉弦劲躁动，已失胃气；又兼涩。《濒湖脉学》言"叁五不调名曰涩，轻刀刮竹短而难"，涩脉多主精伤血少、气滞血瘀，然亦可主上焦阳气不足。张锡纯《医学衷中参西录》升陷汤主治症"气短不足以息，努力呼吸似喘，甚至气息将停，危在顷刻；或兼见寒热往来，或咽干作渴，或满闷怔忡，或神昏、健忘，脉象沉迟微弱，甚或脉不全，或三五不调"中即有"脉三五不调"之症，大气下陷，宗气不能贯心脉以行气血，血行不畅，故亦可出现此脉。喻氏言其为"死脉"，盖其脉与十绝脉之"雀啄脉"——在筋肉之间，连连数急，三五不调，止而复作，如雀啄食之状，主心气将绝，或脾无谷气已绝于内——相似。本案患者行动如常，自不应作死脉看。但其已有元气不足，阳虚阴乘，寒痰凝结于心胸，血行不畅之机，类似于今之冠心病、动脉粥样硬化而又有心律失常者，当及早防治。喻氏提出防治意见，可惜患者讳疾忌医，未能重视医生的意见，防病于未然。至冬季寒气主令时，病胸腹紧痛（当为冠心病心绞痛发作），以附子理中温阳散寒，益气健脾；次年春季因情志过极，呕血致气血亏虚；又服补药碍脾，痰湿内阻而成痰膈；杂投清热药等苦寒伤正，脾胃大伤，津液内竭，不审病机虚实而漫投各种珍贵中药，终致不治。喻氏早知其不可为而束手。

另外，喻氏提出人的体质、常患病证可随年龄、环境等而变化，如"人身候转不常，始传热中，今传寒中"，不可视为一成不变。重视患者体质因素固然重要，但以脉证为凭则更为关键。

附：与门人论饮滚酒过多成膈证之故

过饮滚酒，多成膈证，人皆知之，而所以然之理不达也。盖膈有二种：一者上脘之艰于纳；一者下脘之艰于出耳。然入之胃中，全是一团冲和之气，所以上脘清阳居多，不觉其热；下脘浊阴居多，不觉其寒，即时令大热，而胃中之气，不变为热；时令大寒，而胃中之气，不变为寒。气惟冲和，故但能容食，不能化食，必藉脾中之阳气入胃，而运化之机始显，此身中自然之造化也。曲糵之性，极能升腾，日饮沸酒不辍，势必将下脘之气，转升于中上二脘，而幽门之口，闭而不通者有之。且滚酒从喉而入，日将上脘炮灼，渐有腐熟之象，而生气不存，窄隘有加，只能咽水，不能纳谷者有之。此其所以多成膈症也。若夫热药之性，其伤人也必僭❶，以火曰炎上也；寒药之性，其伤人也必滥，以水曰润下也。不僭不滥，而独伤中焦冲和之气者，必无之理。设果服附子能成膈患，去年劝勿饮热酒时，何不早言？而治钱州尊失血，大剂倍用，又何自戾❷耶！赤土不容朱砂，巧于用谮❸。此方之不我穀❹者，岂偶哉！

【注释】

❶僭（jiàn）：超越本分，以下犯上。此指火性炎上，多现上部病患。

❷戾（lì）：违反。

❸赤土不容朱砂，巧于用谮（zèn）：红土与朱砂不能相混，然而用虚假来巧为混淆，却会使人辨别不清。谮，无中生有，诬陷。

❹不我穀：不善意待我。穀，同"谷"，善、好。语出《诗经·小雅·黄鸟》："此邦之人，不我肯穀。"

【赏析】

案后与门人论饮滚酒过多，易成膈症，认为"滚酒从喉而入，日将上脘炮灼，渐有腐熟之象，而生气不存，窄隘有加，只能咽水，不能纳谷"，与西医学食管癌（即"上脘之艰于纳"之膈证）的发病学认识吻合。有研究表明，经常食用过热、过烫、过辣、过硬的食物均易诱发食管癌。食管和胃黏膜可承受的最高温为50℃，而滚酒和沸腾的火锅温度可达100℃～120℃，此时迫不及待下咽，往往会损伤口腔、食管和胃黏膜，这种长期慢性理化刺激，可引起食管黏膜的局限性或弥漫上皮增生，形成食管癌的癌前期病变。再加上食管内容物滞留引起的慢性炎症刺激，使得慢性食管疾病患者食管癌发生率增高。因此，预防食管癌，从饮食方面做起，十分必要。

案33　面论大司马王岵翁公祖耳鸣用方大意

人身有九窍。阳窍七，眼耳鼻口是也；阴窍二，前后二阴是也。阳气走上窍，而下入于阴位，则有溺泄腹鸣之候；阴气走下窍，而上入于阳位，则有窒塞耳鸣之候。故人当五十以外，肾气渐衰于下，每每从阳上逆，而肾之窍开于耳，耳之聪司于肾，肾主闭藏，不欲外泄。因肝木为子，疏泄母气而散于外，是以谋虑郁怒之火一动，阴气从之上逆，耳窍窒塞不清，故能听之用❶不碍，而听远不无少碍。高年之体，大率类然，然较之聋病，一天一渊。聋病者，其窍中另有一膜，遮蔽外气，不得内入，故以开窍为主。而方书所用石菖蒲、麝香等药，及外填内攻等法者，皆为此而设。至于高年，阴气不自收摄，越出上窍之理，从无一人言及，反以治少壮耳聋药，及发表散气药，兼带阴虚为治，是以百无一效。不知阴气至上窍，亦隔一膜，不能越出窍外，止于窍中汩汩有声，如蛙鼓蚊锣❷，鼓吹不已。以故外入之声，为其内声所混，听之不清。若气稍不逆上，则听稍清；气全不逆上，则听全清矣！不肖❸悟明此理，凡治高年逆上之气，屡有奇效。方中大意，全以磁石为主，以其重能达下，性主下吸，又能制肝木之上吸故也。而用地黄、龟胶群阴之药辅之，更用五味子、山茱萸之酸以收之，令阴气自旺于本宫，不上触于阳窍，繇是空旷无碍。耳之于声，似谷之受响，万籁❹之音，尚可细聆，岂更与人声相拒，艰于远听耶！此实至理所在，但医术浅薄之辈，不能知之。试观人之收视❺而视愈明，返听❺而听愈聪者，然后知昌之斯言，非臆说也。谨论。

【注释】

❶用：豫注本注作"近"。

❷蛙鼓蚊锣：群蛙叫声和蚊子的嗡嗡声。此处形容耳鸣。语出宋·邵雍《和王安之少卿雨后》："蛙皷（鼓）未足听，蚊雷未易驱。"清·陈淏才《花镜·养鳞介法·蟾蜍蛙》："一蛙鸣，百蛙皆鸣，其声甚壮，名蛙鼓，至秋则无声。"

❸不肖：自谦之称。

❹万籁：自然界万物发出的响声；一切声音。

❺收视、返听：锻炼视力、听觉的气功内容，指练功时人体视觉、听觉等各种感觉机能指向和集中于自身并体察体内变化，使精神内守，是锻炼意念专一的一种方法。收视，即闭目不视，而意想视物；返听，即塞耳不听，意想听觉。如《杂病源流犀烛》引《保生秘要》曰："时常将两耳返听，归

于元取静，或存闭口中气及鼻中气，使不妄出，单意想从耳中出，又收返听。耳自然听矣。"

【赏析】

本案中论述耳鸣（耳聋），尤其是虚证耳鸣的病因病机及治疗。

喻氏认为，耳鸣有虚、实两端，病机均可概括为耳窍闭塞。壮实之人偶因外感（风热、痰火等）致耳窍闭塞而失聪，属实证范畴；五十以外年高之人，肾气渐衰，肝肾不足，肾不主藏，肝失疏泄，水不涵木，耳窍失养，无根之火（"阴气"）上浮，循经上扰耳窍，自觉耳鸣隆隆，属虚，即喻氏所谓"阴气上入阳位，蔽塞隔膜，壅塞耳窍"。实证治宜开窍为主，或外填内攻，菖蒲、麝香等药可用。菖蒲辛香而燥，芳香醒脾化，辛开苦燥温通，能通关开窍，辟秽浊，祛痰湿；麝香辛温，气极香，走窜力猛，开窍通关，辟秽化浊之力更强，故多用于实证。虚证治当滋肾重镇降逆，收摄精气。喻氏以磁石为主重镇降逆，聪耳明目；加地黄、龟胶滋阴填精；五味、山萸涩精补益肝肾，收敛元气，即为耳聋左慈丸加减。耳聋左慈丸滋肾平肝，为临床上治疗肝肾不足、阴虚阳亢耳鸣耳聋之常用效方。

但喻氏认为耳鸣与耳聋治法大异，耳鸣应补益，耳聋属窍闭宜开窍，不妥。因耳鸣之重者为耳聋，本质并无不同，仅有程度差别之异。其言高年者宜补，少壮者多用发表开窍，是为经验之谈。

附：答岵翁公祖书

捧读祖台❶钧谕❷，耳中根原甚悉。且考究方书，揣察仲景，即深于医旨者，不能道只字。不肖昌竦❸然于金石之音，从兹倍加深入矣。庆幸庆幸！昨方论中，明知左耳有一膜遮蔽，姑置未论。但论右耳，所以时清时混之故，在于阴气上触耳。盖人两肾之窍，虽开于耳，而肾气上入耳际，亦为隔膜所蔽，不能越于耳外，止于耳根下，少则微鸣，多则大鸣，甚且将萦❹耳之筋，触之跳动，直似撞穿耳叶之象者，然实必不可出也。设阴气能出耳外，而走阳窍，则阴阳相混，非三才之理矣。故耳之用，妙在虚而能受也。外入之气，随大随小，至耳无碍。惟内触之气，咶咶❺有声，所以外入之气，仅通其半。若郁怒之火动，内气转增，则外入之气转混，必内气渐走下窍，上窍复其虚而能受之体，然后清清朗朗，声入即通，无壅碍也。方书指为少阳胆、厥阴肝，二经热多所致，是说左耳分部。然少阳之气，能走上窍，其穴皆络于脑巅，无触筋中耳之理，不当与厥阴混同立说。其通圣散一方，汗下兼用，乃治壮火之法。丹溪所取，亦无确见。惟滚痰丸一方，少壮用之，多有效者，则以黄芩、大黄、沉香之苦，最能下气，而礞石之重坠，大约与磁石之用相仿也。不肖昌所以不用此方者，以其大损脾胃，且耗胸中氤氲❻之气也。至于肾虚耳鸣，指作胱膀相火上升，则阳火必能透出上窍，不为鸣也！尤见丹溪无据之谈。《易》言水中有火，原说真火，故坎❼中之一点真阳，即真火也。年高之人，肾水已竭，真火易露，故肾中之气，易出难收。况有厥阴之水，为之挹取❽乎！然则壮水之主，以制阳光，如盏中添油，而灯焰自小，诚为良治。乃云作阴虚治不效者，知其泛论，世人不为老人立法也。夫收摄肾气，原为老人之先务，岂丹溪明哲而为此等议论乎！不肖昌昨方论中，欲返祖台右耳十余年之聪，以仰答帝鉴❾，慰藉苍生耳。非为左耳数十年之锢❿论也。草野不恭，统惟亮宥⓫。谨复。

胡卣臣先生曰：耳鸣之故，从来无人说透，此案方大开法门。

【注释】

❶台：敬辞。用于称呼对方或跟对方有关的行为。

❷钧谕：对帝王或尊长的指示、来信、命令的敬称。

❸竦（sǒng）然：恭敬，肃敬的样子。

❹萦：环绕。

❺咶咶（huài huài）：象声词。流水声。

❻氤氲（yīn yūn）：烟气、烟云弥漫的样子。引申为阴阳二气交会和合之状。此指胸中大气。

❼坎：卦名，代表水。此指肾水。

❽挹（yì）取：舀取。

❾仰答帝鉴：意为报答皇帝的恩赐、关怀。仰答，旧谓报答尊者。

❿锢：古同"痼"，痼疾。

⓫亮宥（yòu）：豫注本注作"原宥"，当是。意为谅解。

【赏析】

《答岵翁公祖书》承上文继续阐明耳鸣的病机及证治，除进一步指出虚证耳鸣为"年高之人，肾水已竭，真火易露"，生理功能衰退所致外，还以"如盏中添油，而灯焰自小"为喻，深入浅出形象说明了"壮水之主，以制阳光"的治法。并将耳的生理概括为"耳之用，妙在虚而能受也"，此处之"虚"，非为虚证，乃指耳之气道通畅无阻。无论虚邪、实邪，凡致耳窍闭塞者，均可发为本病。

《书》中批评朱丹溪的治耳聋之法，盖《丹溪心法·卷四·耳聋七十五》有"耳聋皆属于热，少阳、厥阴热多，当用开痰散风热，通圣散、滚痰丸之类"之论。其实，通圣散、滚痰丸并非不能用，若耳鸣耳聋属外邪风火上扰者，可用防风通圣散；属痰火上扰者，可用礞石滚痰丸。此二方仅适用于实证热证，且不宜长服，并应注意"衰其大半而止"。滚痰丸方中黄芩、大黄、沉香、礞石下气降火，但苦寒性猛，易伤脾胃，喻氏言其"大损脾胃，且耗胸中氤氲之气"而少用。因《丹溪心法》对后世影响甚大，许多医生不辨虚实而滥用之，喻氏此论亦为针砭时弊而发。

案34　直叙王岵翁公祖病中垂危复安始末

岵翁公祖，自春月论耳鸣后，见昌执理不阿，知为可用。至冬初以脾约便艰，再召诊视，进苁蓉、胡麻、山药、首乌等，四剂即润。盖缘肠中少血多风，与药适宜，故效敏耳。自是益加信悦，时沐❶枉驾就问❷，披衷❸相示。冬尽偶因饱食当风，忽然一吐，倾囊而出，胃气大伤，随召诊问，体中微似发热，左关之脉甚大，自云：始先中脘不舒，今觉气反攻左，始用梨汁不投❹，今用蔗浆稍定，不知此何症也？昌因断曰：此虚风之候也。以胃中所受之水谷，出尽无留，空虚若谷，而风自内生，兼肠中久蓄之风，乘机上入，是以胃中不安。然风入于胃，必左投肝木而从其类，是以气反攻左，而左脉即为之大且劲。《内经》云：风淫于内，治以甘寒❺。梨汁蔗浆，俱甘寒对症之物，而一效一不效者，又可知胃中气虚已极，不耐梨性之达下，而喜蔗性之和中也。于是以甘寒一派之药定方，人参、竹沥、麦门冬、生地黄之属，众议除参不用。服后腹中呱呱有声，呕出黄痰少许，胸中遂快。次早大便亦通，症似向安。然有可怪者，本是胃经受病，而胃脉反不见其病，只是上下两旁，心肾肝肺之脉，时时另起一头，不安其常。因为剖心争论，谓此非上下两旁之见病端也。乃中央气弱，不能四迄❻，如母病而四子失乳，故现饥馁之象耳。观公祖自云：口中之味极淡。又云：水到喉管，即注住❼不肯下行。明明是胃中之气不转，宿水留住喉间，不能更吞新水耳。宜急用四君子汤以理胃气，则中央之枢轴转，而四畔❽之机关尽利，喉管之水气不逆，而口中之淡味亦除矣。如不见信，速请明者商之，不便在此羁时❾误事也。

【注释】

❶沐：受润泽。引申为蒙受、承蒙。

❷枉驾就问：意为屈尊前来问候。枉驾，屈驾，称人来访或走访的敬辞。就，走近，趋向。

❸披衷：敞开内心。

❹不投：豫注本注作"不效"，当是。

❺风淫于内，治以甘寒：本句出于《素问·至真要大论》"风淫于内，治以辛凉，佐以苦甘，以甘缓之，以辛散之"。后世医家多将此句衍化，如叶天士《增补临证指南医案·痹》："风淫于内，治以甘寒，寒可去热，甘味不伤胃也。"

❻四迄：意为四达。

❼注住：三味书局本作"阻住"，当是。

❽四畔：四周。

❾羁时：拖延时间。

【赏析】

本案患者年高体弱，肾气渐衰，气血不足，血虚肠燥，脾胃本弱。饱食当风，与《丹溪治法心要·胃风》中所言"胃风脉，右关弦而缓带浮，初饮食讫，乘凉风而致……胃风汤正治此，亦看挟症加减"较为符合。饮食不慎，过食伤胃，兼感外邪，内外合邪，致胃腑失和而大吐；中焦气机不畅则中脘不舒；外风侵袭，肌表营卫不和则微热；吐后胃中"空虚若谷"，致肝木失养，土虚木摇，"风自内生"，故见中脘气反攻左，此因人身之气左肝右肺；又左关脉以候肝，左关甚大且劲，均为肝血不足，肝阳偏亢，虚风内动之象。自服蔗汁甘寒之品，清热生津，补益津血，实胃而风稍定。以生地、麦冬、竹沥生津祛痰清热，黄痰得出，"胸中遂快"；肠燥得润，大便亦通。然前服蔗汁有效而梨汁无效者，盖因两者均甘能生津止渴，而梨性寒凉，胃不能耐，已现胃气之虚；其后用方，寒凉为主，"众议除参不用"，虽未见妨碍，但不能不说是一次小的失误。又或邪去后再主以扶正，亦未尝不可。胃气未复，不能充达四旁，故除胃脉外，余脉皆不安和；脾虚失运，不能运化水谷水液，故口淡纳差，饮水不下。故议用四君子汤健脾益气。

然而言过激烈，反怪为故意惊骇。改召二医，有谓中风者，有谓伤寒者，见各不同。至于人参之不可用，则同声和之。谓症之轻而易疗，则同力担之。微用发表之药，即汗出沾濡，又同口赞之。曾不顾已竭之胃气，追之实难，反开关而纵之去，于是气高神荡，呃逆不休矣。再侥幸而投黄连一剂，将绝之系，加极苦以速其绝。二医措手不及，复召昌至，则脉已大乱，如沸如羹，频转频歇，神昏不醒，身强莫移，年寿❶间一团黑滞，其气出则顺，而入必哕，通计昼夜一万三千五百息，即得一万三千五百哕矣。二医卸祸❷，谓昌前所议四君子汤，今始可用。吁嗟！呼吸存亡，尚图雍容樽俎❸乎？据理答之曰：气已出而不入，再加参、术之腻阻，立断矣！惟有仲景旋覆代赭石一方，可收神功于百一❹。进一剂而哕势稍减，二剂加代赭石至五钱，哕遂大减。连连进粥，神清色亮，脉复体轻。再用参、苓、麦冬、木瓜、甘草，平调二日，遂康复如初。此盖祖翁少时纯朴不凋，故松柏之姿，老而弥劲，非尽药之功能也。即论药，亦非参之力，乃代赭坠参下行之力也。祖翁病剧，问昌何为不至，及病间，见昌进药，即鼓勇欣尝，抑何见知之深耶！而昌亦得藉汤药以行菽水❺之事，快矣快矣！

胡卣臣先生曰：《左氏春秋》，无与于兵，而名将以为兵法之至精。见理不到，则一心之运用不出也。噫！难与俗人言。

【注释】

❶年寿：望诊部位名。指眉心（即印堂）至鼻尖（亦有言山根）之间的部位，在相学上称为"疾厄宫"，用于观察一个人是否有疾病。

❷卸祸：推卸罪责。

❸雍容樽俎（zūn zǔ）：从容不迫地去赴筵。雍容，形容态度大方，从容不迫。樽俎，古代盛酒食的器皿，樽以盛酒，俎以盛肉，故樽俎借指宴席。

❹百一：百中之一（的可能），言极难得。

❺菽（shū）水：豆与水。指所食唯豆和水，形容生活清苦。语出《礼记·檀弓下》："子路曰：'伤哉！贫也！生无以为养，死无以为礼也。'孔子曰：'啜菽饮水尽其欢，斯之谓孝。'"后常以"菽水"指晚辈对长辈的供养。此指喻氏将王岵翁当父辈侍奉。

【赏析】

喻氏对脾虚患者用四君子汤，却被众医干扰未能施行。反用解表药发汗误伤其正，胃气更伤，神失所养，以致"气高神荡，呃逆不休"。再投黄连苦寒伤中，其病转危，出现"脉已大乱，如沸如羹，频转频歇，神昏不醒，身强莫移，年寿间一团黑滞，其气出则顺，而入必哕"，其气有出无入，病已属阳气虚脱，虚阳浮越，胃气将绝，再用四君之类，气壅中焦，则更会促虚阳越而不返。故用旋覆代赭汤和胃化痰，降逆止呕，其中重用赭石，《医学衷中参西录》言其"能生血兼能凉血，而其质重坠，又善镇逆气，降痰涎，止呕吐，通燥结，用之得当，能建奇效……性甚和平，虽降逆气而不伤正气，通燥结而毫无开破"，故服后"哕遂大减"。最后用参、苓、草健脾益气；麦冬、木瓜生津和胃，以酸甘化阴法而收功。

喻氏在本案中还指出患者既往体质较好，也是其能于垂危中得安的原因之一。故养生保健，注重调养，提高体质方为上策。

案35　直推王岵翁公祖病后再误贻患

岵翁公祖，深知医理，投剂咸中肯綮，所以长年久世。然苦耳鸣，不乐对客，其左右侍从，谁能究心医药之事？前病获安，竞以为人参之力，而卸祸者反得居功，谓其意原欲用参，但不敢专主，姑进不肖商确❶，以示详慎耳！于是善后之宜，一以诿之。曾不顾夫一误再误也。吁嗟！善后之图遂❷，果易谋乎哉！前所论虚风一症，昌才用甘寒药一剂稍效，俄焉❸更医，误以伤寒为治，而致危殆。昌虽用旋覆代赭二剂回天，然前此虚风本症，尚无暇于驱除，而主家及医，其时方竞夸人参之力，谓调理更宜倍用，无俟参酌。曾不思虚风酝酿日深，他日再求良治，不能及矣！此际欲造庭力争，是谓生端，即上书陈说，又恐中格❹，惟有抚膺展转太息而已。吁嗟！时事之不可为，大都若此矣。然虽不得借箸而筹❺，未可不列眉而论❻也。《内经》云：风者善行而数变。言风之为病，无定体也。又曰：病成而变。此则专言胃风所传之病，变症最多也。变症有五：一曰风成为寒热，以风气通肝，则木盛而侮脾胃，故生寒热也。祖翁前病时，左关之脉独大，自云气反攻左，而每多寒热之候，致医辈视为外感者，是其征也。一曰厥成为巅疾。厥者逆也。谓胃气逆而上升，成巅顶之疾，如眩晕之类也。祖翁前病时，呃逆不休，时觉昏晕者，是其征也。一曰瘅成为消中。瘅者热也。热积胃中，善食而易饥，火之害也。祖翁胃中，素有积热，而多欲得食者，是其征也。一曰久风为飧泄❼，言胃中风炽，飧❽已即泄，不留停也。祖翁平素三四日始一大便，今尝❾无故泄下数行，是其征也。一曰脉风成为疠❿。言胃中之风，酝酿既久，则荣气腐而不清，肌肉之间，渐至溃烂，以胃主肌肉也。祖翁四末及脉道之间，惯生疮疡，浸淫为害者，是其征也。此五者，总为胃风之病。祖翁俱已见端，又喜飧羊肉、河豚以召致之，然亦不自䜢也。盖风煽胃中，如转丸之捷，食入易消，不得不借资于厚味。而不知胃中元气，久从暗耗，设虚风止熄，即清薄之味，尚不易化，况于肥甘乎！今之医者，全不究病前病后消息，明明语以虚风之症，竟不知虚风为何物，奈何言医耶！奈何言调摄耶！昌于此殆不胜古今家国之感矣！

【注释】

❶商确：当为"商榷"。

❷图遂：图，意图；遂，成功。

❸俄焉：短时间，一会儿。

❹中格：中途阻隔。指书信不能到岵翁之手。格，阻碍。

❺借箸（zhù）而筹：借用竹筷子指划形势。这里意为分析病因病势，筹划治疗方法。语出《史记·留侯世家》："请借前箸以筹之。"

❻列眉而论：指毫无保留，清楚明白地进行论述。列眉，两眉对列，谓真切无疑。

❼飧泄：同"飱泄"，指大便泄泻清稀，并有不消化的食物残渣。

❽飧：同"餐"。

❾尝：经历。

❿脉风成为疠：脉风同疠风。因风邪侵犯人体，留而不去，酝酿而成。语出《素问·脉要精微论》。

【赏析】

患者前病虽经旋覆代赭汤及健脾益气生津之品治疗，病情缓解而得安，然其脾虚肝旺，胃风内生之根并未去除，加之其为血虚津枯的体质，此时宜养血生津柔肝为主，佐以健脾。但病家及诸医因前案病危获救，固执地认为全为人参之功，由原来异口同声说不能用人参，转为"竟夸人参之力，谓调理更宜倍用"。人参虽能益气生津，但因其甘温，大补元气，补气力量较强，助热恋湿，而本案患者津亏血燥，阴虚阳亢，又为官场中人，喜食肥甘厚味，内热素盛，脾虚不运，湿热壅积于胃，案中所论胃风的五种变证俱存，其既有阴虚燥热，又湿热内蕴，营卫气血不和，寒热失调，气机上逆，显然并不适合大量使用人参。即便使用，也只宜小量，而应以清热生津为主。

案虽定，而狂瞽❶之言，未便呈览。兼值昌有浙游，旋口❷，祖翁复得重恙，召诊时，语昌云：一病几危，今幸稍可，但彻夜撰改本章不辍，神乱奈何？昌对曰：胃风久炽，津液干枯，真火内燔，宜用知母一两，人参、甘草各一钱，日进二剂自安。众议方中用参太少，且无补药佐之，全无取义，竟置不用。连进参、术大剂，不效。越三日，剂中人参竟加一两，服后顷刻气高不返而仙逝❸。八旬元老，勋勒鼎彝❹，子姓森森，绕榻三匝，夫复何憾！独昌亲承棫朴❺之化，于报称❻之心，有所未慊❼也，哀哉！

【注释】

❶狂瞽（gǔ）：愚妄无知。多用作自谦之辞。

❷旋口：诸本均作"旋日"，当是。指回归之时。

❸仙逝：去世。旧谓人死为升仙，含敬意。

❹勋勒鼎彝（yí）：指功劳很大，铭刻在鼎彝上。勋，功勋；勒，雕刻；鼎彝，古代祭器，上面多刻着表彰有功人物的文字。

❺棫（yù）朴：原指白桵和枹木。出于《诗·大雅·棫朴》："芃芃棫朴，薪之槱之。"《诗序》称该篇是咏"文王能官人也"，故多以喻贤才众多，国家兴盛。

❻报称：报答。

❼慊（qiè）：满足，满意。

【赏析】

喻氏议重用知母一两清热泻火，滋阴润燥，少佐人参、甘草以和中益气。但病家认为太少，竟用人参一两，致阳气日亢，阴津日耗，加重患者的阴阳失衡，致"气高不返"而亡。患者在前案服用人参而康复，本案却因过服人参而死亡，正体现了人参既可活人亦可杀人之理。药物运用及剂量存乎医者之心，医者若不精究方术，提高医术，则易为夺命杀手矣！

人参为补虚佳品，能补五脏、安精神，历代传统本草著作中一致公认其"无毒"，但人参用量过大，或用之不当亦有不良反应。如明·王纶《本草集要》言："酒色过度，损伤肺肾真阴，阴虚火动，劳嗽、吐血、咳血等证勿用之。盖人参入手太阴肺，能补火，故肺受火邪者忌之，若误服参、芪甘温之剂，则病日增，服之过多则死不可治。盖甘温助气，气属阳，阳旺则气愈消，惟宜苦甘寒之药生血降火。"人参虽然毒性很小，但非适应证或剂量过大，会产生明显的不适不良反应，如胸闷、腹胀、烦躁、燥热、兴奋、失眠、血压升高、心动过速、出血等。亦有报道服用人参过量中毒而引起死亡者。故阴虚火旺的肺痨吐血、喘嗽痰盛，脾胃实热者均不适宜。

本案中我们也看见了一些医德医术均欠佳医生的拙劣表演，推诿己责，贪他医之功为己有，医术低劣，他们是好医生的反面教材。

案36 直叙立刻救苏刘筠枝不终其用之故

筠枝先生，创业维艰，大率得之节啬❶者多，然七旬御女❷不辍，此先天元阳固密，非人力之所为也。若能良贾深藏❸，可以百年用之不竭，奈何以御女之故，而数扰其阳耶！夫阳者亲上而卫外，易出而难收者也，在根基浅露之躯，毫不敢肆情纵欲。幸而根深蒂固，不易动摇，乃以房中之术，自伐其根，而重加栽接，致大命危于顷刻。岂误以节啬之方，而倒施之御女乎！夏月阳气在外，阴气在内，此时调摄之药，全以扶阳抑阴为主。翁偶不快，实❹饮食起居如常，医者以壮年伤暑之药，香薷、黄柏、石膏、知母、滑石、车前、木通投之，即刻不支，卧于床褥。次早余见时，则身僵颈硬，舌强喉哑，无生理矣。余诊毕云：此症虽危，然因误药所致，甫❺隔一晚，尚可以药速追。急以大附子、干姜、人参、白术各五钱，甘草三钱，大剂煎服，可解此厄，万不宜迟。渠诸子不能决，余忙取药自煎。众议姑以前方煎四分之一，服之安贴❻，再煎未迟，只得从之。药成送进，适前医再至，遂入诊良久，阻药不用。余面辱其医，进房亲督灌药。寸香之久，翁大呕一声，醒而能言，但声雌而颤❼。呼诸子乳名云：适才见州官回。询其所繇，开目视之不语。转问医者何人。曰江西喻。遂抬手一拱。又云：被缝有风来塞塞❽。余甚快，忙出煎所存三分之药以再进。维时❾姻族❿杂至，商以肩舆⓫送余归寓。余断欲进药。众劝云：且暂回寓，或者明日再请，其意中必惧吾之面折医辈耳。及他医进药，哑瞶如前，越二日而逝。余为之叹惜不已焉！七旬御女不辍，斧斤于内，而假庸医以权，长子次子继夭；斧斤于外，而开姻族以衅⓬，气机久动，尚自谓百年无患也。于人乎何尤！

胡卣臣先生曰：献玉而遭刖⓭，认为顽石也。投珠而按剑⓮，诧为不祥也。至剖石得玉，转灾为祥，尚然不识，则何见耶！医事固裂，亦所遇适穷耳。

【注释】

❶节啬：节省；节俭。

❷御女：与女子交合。

❸良贾深藏：会做买卖的人把贵重的东西深深收藏起来，不让你摸清底细。

❹实：铅印本作"于"。

❺甫（fǔ）：刚刚，才。

❻安贴：同"安帖"。妥帖，安定、平静。

❼声雌而颤：声音柔弱而颤抖。

❽塞塞：当为"瑟瑟"。形容风声。

❾维时：当时。

❿姻族：有姻亲关系的各家族或其成员。

⓫肩舆：轿子。

⓬衅（xìn）：挑起争端。

⓭献玉而遭刖（yuè）：典出《淮南子·和氏》。春秋时楚人卞和以璞玉先后献于厉王和武王，均被以欺君砍去左右脚。至文王时方发现是稀世之玉，即和氏璧。刖，古代的一种酷刑，把脚砍掉。

❶投珠而按剑：典出《史记》卷三十八《邹阳列传》"明月之珠，夜光之璧，以暗投人于道路，人无不按剑相眄者"，意为把珍贵的月明珠或夜光璧，在黑夜的路上抛在路上，行人没有不惊异地按剑斜着眼睛看。比喻有才能的人得不到重视。也比喻好东西落入不识货人的手里。

【赏析】

刘翁年逾古稀，仍"御女不辍"，房劳不节，肾精亏损。又因创业艰难，平素节俭，可以推知其饮食较为清淡，脾胃偏于虚寒，气血不足。如此先天、后天之本皆受到损伤，则虽从外看来尚属健康，但元气不足，肾之根本已动摇。暑月偶感不快，得病虽轻，但其脾肾暗损之体，已不能耐受香薷等辛香发散，黄柏、石膏、知母之苦寒清热伤阳，滑石、车前、木通渗利伤阴。刘翁服此方后伤阳损阴，内外俱虚，故"即刻不支，卧于床褥"；筋脉失养，则身僵颈硬；肾阳大衰，虚阳循经上扰，则舌强喉哑。急宜回阳救逆，益气生津。喻氏以大剂四逆加人参汤加白术治之。服药四分之一即见起色，可惜其家属信医不专，未能继续服用余药，致刘翁枉死，十分可惜。

当然，刘翁之死其自己的责任也很大。年过七旬，本就肾精元气日衰，仍房劳频繁。中医学认为，精、气、神为人身三宝。精为基础，气为动力，神为主导，气生精，精生神，神益气，三者之间相互转化与影响。色欲过度，损伤肾精，精伤则气馁，气馁则神散；房事不节，体质克伐太过，内外皆损，抗病恢复能力降低，正气不足，一则容易发病，所谓"邪之所凑，其气必虚"，二则病后恢复也较慢。故养生保健，当从生活起居有节，养成健康生活习惯做起。

案37　论徐岳生将成痿痹之证

徐岳生躯盛气充，昔年因食指微伤见血，以冷水濯之，遂至血凝不散，肿溃出脓血数升，小筋脱出三节，指废不伸。迩来❶两足间，才至秋月，便觉畏冷，重绵蔽之。外拊❷仍热，内揣独觉其寒。近日从踵至膝后，筋痛不便远行。云间❸老医，令服八味丸，深中其意。及仆诊，自云平素脉难摸索，乃肝肺二部，反见洪大。大为病进，况在冬月木落金寒时，尤为不宜。方来之势，将有不可向迩❹者。八味丸之桂、附，未可轻服也，何也？筋者肝之合也，附筋之血，既经食指之挹取，存留无几，不能荣养筋脉，加以忿怒，数动肝火，传热于筋，足跗之大筋，得热而短，是以牵强不便于行也。然肝之所主者惟肺。木性畏金，禀令拥戴，若君主然。故必肺气先清，周身气乃下行。今肺脉大，则肺气又为心主所伤，壅窒不清，是以阳气不能下达而足寒也。然则所患虽微，已犯三逆。平素脉细，而今脉大，一逆也；肝脉大而热下传，二逆也；肺脉大而气上壅，三逆也。设误以桂、附治之，热者愈热，壅者愈壅，即日便成痿痹矣。此际用药，渊乎微乎，有寻常不能测识者。盖筋脉短劲，肝气内锢，须亟讲于金伐木荣之道。以金伐木，而木反荣，筋反舒，匪❺深通玄造❻者，其孰能知之？然非金气自壅，则木且奉令不暇，何敢内拒。惟金失其刚，转而为柔，是以木失其柔，转而为刚。故治此患，先以清金为第一义也。然清金又先以清胃为第一义。不清其胃，则饮酒焉，而热气输于肺矣；厚味焉，而浊气输于肺矣。药力几何，能胜清金之任哉！金不清，如大敌在前，主将懦弱，已不能望其成功，况舍清金而更加以助火烁金，倒行逆施以为治耶，必不得之数矣。

　　翁见药石之言，漫无忌讳，反疑为张大其说，而莫之信，竟服八味丸。一月后，痿痹之情悉着，不幸所言果验。乃卧床一载，必不令仆一见。闻最后阳道尽缩，小水全无，乃肺金之气，先绝于上，所以致此。明明言之，而竟蹈之，奈何奈何！

　　胡卣臣先生曰：此治痿痹证之妙法《莲华经》也，不当作文本亵视。

【注释】

❶迩来：近来。

❷拊：通"抚"，抚摸。

❸云间：江苏松江县之古称。

❹向迩：指接近之意。

❺匪：通"非"。

❻玄造：玄理，道理。

【赏析】

本案由徐氏食指微伤出血，渐致肿溃出脓血而指废不伸开始，后发展至两足畏冷，筋痛不便远行。前医见徐氏双足畏冷，"重绵蔽之"，认为其属肾阳不足之证，用《金匮要略》桂附八味丸治之。及喻氏来诊，细察病情后分析认为，此乃肺肝有热，筋脉失养之证，不宜服八味丸。其从肝肺脉大，论述"三逆"。一逆平素脉细，而今脉大，乃平素血虚，阴虚火旺的表现。二逆肝脉大而热下传。因肝主筋，肝火偏旺，而下注于筋，筋枯而肢体痿废不行。三逆肺脉大而气上壅。因肺脉大从五行上来讲，肺属金，而火克金，故肺气壅滞，阳气不能下达而足寒。由此，喻氏随后指出："金失其刚，转而为柔，是以木失其柔，转而为刚。故治此患，先以清金为第一义也。"此案虽肺肝同病，但其矛盾之主要方面则仍在肺金，盖本《内经》肺热叶焦，发为痿躄之旨，所以在治疗上认定"清金为第一义"。欲金之清，务必戒除饮酒厚味而使胃土清，这样才能澄本清源，痿躄之证也就能及时遏止了。本案提出清肺金之明确治则，但未明言治疗方药，据证而言，似可用清燥救肺汤合小柴胡汤加减以奏其效。

此案喻氏引经据典，将脏腑辨证、五行生克理论有机结合在一起，说理透彻，辨证准确，只可惜徐氏未能遵从喻氏之见，最终痿躄形成，阳道尽缩，小水全无，肺金已绝，实乃可惜之至。

案38　论江冲寰先生足患治法

庚辰冬，于鼎翁公祖园中，识先生半面。窃见身体重着，履步艰难，面色滞晦，语言迟缓，以为有虚风卒中之候也。因为过虑，辛巳秋召诊间，细察脾脉，缓急不调，肺脉劲大，然肝木尚平，阳气尚旺，是八风❶之邪，未可易中。而筋脉掣痛，不能安寝者，大率风而加之以湿，交煽其虐所致。以斯知尚可引年而施治也，何也？风者肝之病，天之气也；湿者脾之病，地之气也。天气迅疾，故发之暴。益以地气之迁缓，反有所牵制而不能暴矣！然气别则病殊，而气交则病合，有不可不明辨者。病殊者，在天气则风为百病之长，其来微，则随相克为传次，必遍五脏而始烈；其来甚，则不由传次而直中，唯体虚之人，患始不测焉。在地气则湿为下体之患。其来微，则足跗肿大，然得所胜亦旋消；其来甚，则害及皮肉筋脉，以渐而上攻，亦唯阳虚之人，势始腾越焉。两者一本之天，一本之地。病各悬殊，治亦异法者也。病合者，天之气入于筋脉，地之气亦入于筋脉。时乎天气胜，则筋脉张而劲焉；时乎地气胜，则筋脉嚲❷而缓焉。两者其源虽异，其流则同。交相蕴结，蔓而难图者也。先生房中之风，始虽不可知，然而所感则微也。至若湿之一字，既以醇酒厚味而酿之于内，又为炎蒸岚瘴而袭之于外，是以足患日炽，虽周身筋脉舒展，亦不自如。究竟不若足间昼夜掣痛，疮疡肿溃，浸淫无已也。夫春时之风也，夏时之湿与热也，秋时之燥也，三时之气，皆为先生一身之患者也。而一身之患，又惟一隅独当之，亦良苦矣。设内之风湿热燥不攘，足患其有宁宇乎？所可嘉者，惟冬月寒水司令，势稍末减，而医者不识此意，每投壮筋骨之药酒，以驱其湿，不知此乃治寒湿之法，惟冬月病增者方宜。岂以风湿、热湿，而倒行逆施，宁不重其困耶！况乎先生肺脉劲大，三四日始一大便，虽冬月亦喜形寒饮冷，而不欲近火，何所见其为寒湿也哉？所以孙真人大小竹沥等方❸，风、湿、热、燥、寒五治之药俱备，笼统庞杂，后人全不知用，若识此义为去取，则神而明之之事矣。然则不辨证而用方者，几何而不误耶！

胡卣臣先生曰：辨证纵横无碍，剑光烨烨逼人。

【注释】

❶八风：《金匮真言论》指四方四隅之风。四方：指东、南、西、北。四隅：指东北、西北、东南、西南。

❷嚲（duǒ）：音，指下垂的样子。

❸大小竹沥等方：见《千金要方·卷七风毒脚气》汤液第二部分所载竹

沥汤。

【赏析】

本案喻氏从病因上对江氏足患进行了辨证分析，认为患者之足疾系"风湿燥热"之邪共同致病为患。首先，喻氏根据《内经》"伤于风者，上先受之；伤于湿者，下先受之"的观点，指出江氏"筋脉掣痛，不能安寝者"乃风湿邪气侵袭人体致病所致。其次，患者初始表现为"身体重着，履步艰难，面色滞晦，语言迟缓"等症候，似乎为寒为虚，但后文指出患者"虽冬月亦喜形寒饮冷，而不欲近火"，由此排除其为寒湿病证，再加上患者"肺脉劲大，三四日始一大便"，说明体内邪热偏胜。喻氏虽言还有燥邪为患，但该邪气的表现几乎没有，其根据或许是从四季气候因素的影响病体分析得来。如文中提到"春时之风也，夏时之湿与热也，秋时之燥也，三时之气，皆为先生一身之患者也"。此外，文中还提到"内风"一说，据文意应该指的是房劳中风，而不属于后世卒中风之类等等。本案所描述病证类似于西医风湿性、类风湿关节炎的表现，其辨证思路可供后学参考。

案39　论钱太封翁足患不宜用热药再误

钱叔翁太老先生，形体清瘦，平素多火少痰。迩年内蕴之热，蒸湿为痰。辛巳夏秋间，湿热交胜时，忽患右足麻木，冷如冰石。盖热极似寒，如暑月反雨冰雹之类。医者以其足跗之冷也，不细察其为热极似寒，误以牛膝、木瓜、防己、加皮、羌独之属温之。甚且认为下元虚惫，误用附、桂、河车之属补之，以火济火，以热益热。由是肿溃出脓水，浸淫数月，踝骨以下，足背指踵，废而不用，总为误治而至此极耳。其理甚明，无难于辨。若果寒痰下坠，不过坚凝不散止耳，甚者不过痿痹不仁止耳。何至肿而且溃，黄水淋漓，腐肉穿筋耶？太翁不知为医药所误，乃委咎于方隅神煞❶所致，岂其然哉！此与伤寒坏证，热邪深入经络而为流注，无少异也。所用参膏，但可专理元气，而无清解湿热之药以佐之，是以未显厥效。以元老❷之官，不可以理烦剧。设与竹沥同事，人参固其经，竹沥通其络，则甘寒气味，相得益彰矣。徐太掖先生服人参以治虚风，误佐以附子之热，迄今筋脉短缩，不便行持，亦由不识甘寒可通经络也。且太翁用参膏后，脾气亦既大旺，健运有加矣。此时倘能撙节饮食，俾脾中所生之阳气，得专力以驱痰、驱热，则痰热不留行，而足患并可结局。乃日食而外加以夜食，虽脾气之旺，不为食所伤，然以参力所生之脾气，不用之运痰、运热，止用之以运食，诚可惜也。今者食入亦不易运，以助长而反得衰，乃至痰饮胶结于胸中，为饱为闷，为频咳而痰不应。总为脾失其健，不为胃行津液，而饮食反以生痰，渐渍充满肺窍，咳不易出，虽以治痰为急，然治痰之药，大率耗气动虚，恐痰未出，而风先入也。唯是确以甘寒之药，杜风消热，润燥补虚豁痰，乃为合法。至于辛热之药，断断不可再误矣，医者明明见此，辄用桂、附无算，想必因脓水易干，认为辛热之功，而极力以催之结局耳，可胜诛哉！

胡卣臣先生曰：湿热伤足，自上而下也；足寒伤心，自下而上也。自上下者，先清其上；自下上者，先温其下。观此而民病伤国，可知治先在民矣。

【注释】

❶方隅神煞：方隅，指四面八方；神煞，指凶神伤害。此处指患者将疾病归结为妖魔鬼怪所致，实乃迷信思想。

❷元老：原指年辈、资望皆高的大臣或政界人物。此处指人参。

【赏析】

本案喻氏分析明确，指出钱氏足患乃痰热下注所致，而痰热邪气是如何产生的？喻氏认为与钱氏的体质因素有关。中医学常说"瘦人多火，胖人多痰"，患者形体清瘦，素来火旺，而"内蕴之热，蒸湿为痰"，"湿（痰）热交胜"，浸淫于经脉，则"右足麻木，冷如冰石"。此时表现貌似阳虚寒凝之证，似可用温阳燥湿之法，但后医用桂、附等热药治疗后而病情加重，出现"肿溃出脓水……足背指踵"之症，实乃"以火济火，以热益热"之错误治法。为何足部"冷如冰石"？喻氏认为此乃"热极似寒"之证，与中医常说的"大实有羸状"相似。因此，治疗上当弃热药而用甘寒通络法，因"甘寒之药，杜风消热，润燥补虚豁痰"，喻氏认为可以用人参配用竹沥，"人参固其经，竹沥通其络，则甘寒气味，相得益彰矣"。

此外，案中还提到徐氏服用参膏后脾气大运，但脾气健旺却未能用它运痰运热，而用在运化过多摄入的食物方面，因而脾气受损，"不为胃行津液，而饮食反以生痰，渐渍充满肺窍，咳不易出"。这应该归结为药物与饮食的辩证关系，提示大家在临床上应告诫患者患病期间应"撙节饮食"，使健旺之脾气更多地用于化痰祛湿等治疗作用上，则不会产生健食复减食的现象，更不会因此而导致病情加剧的后果。

案40　论浦君艺喘病证治之法

人身难治之病有百证，喘病其最也。喘病无不本之于肺，然随所伤而互关，渐以造于其极。惟兼三阴之证者为最剧。三阴者，少阴肾，太阴脾，厥阴肝也。而三阴又以少阴肾为最剧。经云：肾病者善胀，尻❶以代踵，脊以代头。此喘病兼肾病之形也。又云：劳风❷发在肺下。巨阳引精者三日，中年者五日，不精者七日。当咳出青黄浓浊之痰如弹子大者，不出者伤肺，伤肺者死也。此喘病兼肾病之情也。故有此证者，首重在节欲，收摄肾气，不使上攻可也。其次则太阴脾、厥阴肝之兼证亦重，勿以饮食忿怒之故，重伤肝脾可也。若君艺之喘证，得之于髫幼❸，非有忿欲之伤，只是形寒饮冷，伤其肺耳。然从幼惯生疮疖，疮疖之后，复生牙痛，脾中之湿热素多，胃中之壮火素盛，是肺经所以受伤之原，又不止于形寒饮冷也。脾之湿热，胃之壮火，交煽而互蒸，结为浊痰，溢入上窍，久久不散，透开肺膜，结为窠囊。清气入之，浑然不觉。浊气入之，顷刻与浊痰野狼狈相根据，合为党援，窒塞关隘，不容呼吸出入，而呼吸正气，转触其痰，齁䶎有声，头重耳响，胸背骨间有如刀刺，涎涕交作，鼻頞酸辛，若伤风状。正《内经》所谓心肺有病，而呼吸为之不利也。必俟肺中所受之浊气，解散下行，从前后二阴而去，然后肺中之浓痰，咯之始得易出，而渐可相安。及夫浊气复上，则窠囊之痰复动，窒塞仍前复举，乃至寒之亦发，热之亦发，伤酒、伤食亦发，动怒、动气亦发。

【注释】

❶尻：脊骨之尖端部位，即尾骨。

❷劳风：指因过劳汗出而感受风邪所得的病。

❸髫幼：七岁曰髫，泛指幼年。

【赏析】

喻氏在上段文字中以浦君艺病案为例，详细论述了喘证的病因、病机及治疗大法。首先，他指出与喘相关的脏腑，虽病在肺，实则与肾、脾、肝三脏密切相关。喻氏认为浦氏喘证发病的原因乃"脾之湿热，胃之壮火，交煽而互蒸，结为浊痰，溢入上窍，久久不散，透开肺膜，结为窠囊"所致。至于肺中"窠囊"与"肺为贮痰之器"之观点类似，故不必追究是否真有"窠囊"存在，而痰浊壅滞于肺则为喘证的客观事实和核心病机。

所以然者，总由动其浊气耳。浊气本居下体，不易犯入清道，每随火势而上腾。所谓火动则气升者，浊气升也。肾火动，则寒气升；脾火动，则湿气升；肝火动，则风气升也。故以治火为先也。然浊气既随火而升，亦可随火而降，乃凝神入气以静调之。火降而气不降者何耶？则以浊气虽居于下，而肺中之窠囊，实其新造之区，可以侨寓其中，转使清气逼处不安，亦若为乱者然。如寇贼依山傍险，蟠据一方，此方之民，势必扰乱而从寇也。故虽以治火为先，然治火而不治痰，无益也；治痰而不治窠囊之痰，虽治与不治等也。治痰之法，曰驱，曰导，曰涤，曰化，曰涌，曰理脾，曰降火，曰行气。前人之法，不为不详。至于窠囊之痰，如蜂子之穴于房中，如莲子之嵌于蓬内，生长则易，剥落则难。由其外窄中宽，任行驱导涤涌之药，徒伤他脏，此实闭拒而不纳耳。究而言之，岂但窠囊之中，痰不易除，即肺叶之外，膜原之间，顽痰胶结多年，如树之有萝❶，如屋之有游❷，如石之有苔❸，附托相安，仓卒有难于铲伐者。古今之为医者伙矣，从无有为此渺论者。仆生平治此症最多，皆以活法而奏全绩。盖肺中浊痰为祟，若牛渚怪物，莫逃吾燃犀之炤❹者。因是旷观病机，异哉！肺金以脾土为母，而肺中之浊痰，亦以脾中之湿为母。脾性本喜燥恶湿，迨夫湿热久锢，遂至化刚为柔，居间用事。饮食入胃，既以精华输我周身，又以败浊填彼窍隧❺。始尚交相为养，最后把彼注此❻，专为外邪示岂弟❼，致使凭城凭社辈，得以久遂其奸。如附近流寇之地，益以巨家大族，暗为输导，其滋蔓难图也。有由然矣！治法必静以驭气，使三阴之火不上升，以默杜外援。又必严以驭脾，使太阴之权有独伸而不假敌饩❽。我实彼虚，我坚彼瑕，批瑕捣虚，迅不掩耳，不崇朝❾而扫清秽浊。乃广服大药，以安和五脏，培养肺气。肺金之气一清，则周身之气，翕然从之下降。前此上升浊邪，允绝其源。百年之间，常保清明在躬矣。此盖行所当然，不得不然之法。夫岂涂饰听闻之赘词耶！君艺敦请专治，果获全瘳，益见仆言非谬矣。

胡卣臣先生曰：岐黄论道以后，从不见有此精细快彻之谈，应是医门灵宝。又曰：君艺童年锢疾，非所易瘳，今疾愈而且得子矣，先议后药，功不伟耶。

【注释】

❶萝：指某些能爬蔓的植物。

❷游：此指依附住屋生存的某些虫类或游丝。

❸苔：隐花植物的一类，根、茎、叶的区别不明显，常贴在阴湿的地方生长。

❹燃犀之炤：西晋温峤至牛渚矶，燃犀角以照水中之怪。这里比喻喻氏能观察到疾病所在。"炤"通"照"。

❺窍隧：指身体的各种孔穴、通道。

❻把彼注此：指将彼器的液体倾注于此器。亦比喻取一方以补另一方。

❼岂弟：指和乐平易。此处暗喻补正而助邪。

❽不假敌饩："假"通"借"；饩指赠送人的粮食或饲料。不假敌饩，指不给敌人以粮食。此处暗喻扶正而不助邪。

❾不崇朝：指时间很短。

【赏析】

喻氏随后又提出"肾火动，则寒气升；脾火动，则湿气升；肝火动，则风气升也"的观点，说明肾、脾、肝三脏之火妄动，均可引发喘证，"故以治火为先也"。"虽以治火为先，然治火而不治痰，无益也；治痰而不治窠囊之痰，虽治与不治等也。"故治火虽重要，但治痰乃是根本。前人"治痰之法，曰驱，曰导，曰涤，曰化，曰涌，曰理脾，曰降火，曰行气"，而喻氏提出"静以驭气，使三阴之火不上升，以默杜外援。又必严以驭脾，使太阴之权有独伸而不假敌忾"的治疗原则，即外以杜绝三阴（肾、脾、肝）之火上升，内以健脾益气，燥湿化痰之治法。后"君艺敦请专治，果获全瘳"。本案喻氏专重议病，而未议药，虽有治疗原则，而无方药，不无遗憾。但这也许是喻氏"大匠示人以规矩"之意，让医者在临床中去思考，灵活运用，自可收到良效。

案41　论吴吉长乃室及王氏妇误药之治验

吉长乃室，新秋病洒淅恶寒，寒已发热，渐生咳嗽，然病未甚也。服表散药不愈，体日尪羸。延至初冬，饮以参、术补剂，转觉厌厌欲绝，食饮不思，有咳无声，泻利不止，危在旦暮。医者议以人参五钱，附子三钱，加入姜、桂、白术之属，作一剂服，以止泻补虚，而收背水之捷❶。吉长彷徨无措，延仆诊毕，未及交语，前医自外亟至，见仆在坐，即令疏方，仆飘然而出。盖以渠见既讹，难与语至理耳。吉长辞去前医，坚请用药。仆因谓曰：是病总由误药所致。始先皮毛间洒淅恶寒发热，肺金为时令之燥所伤也。用表散已为非法，至用参术补之，则肺气闭锢，而咳嗽之声不扬，胸腹饱胀，不思食饮，肺中之热无处可宣，急奔大肠，食入则不待运化而直出。食不入，则肠中之垢污，亦随气奔而出，是以泻利无休也。今以润肺之药兼润其肠，则源流俱清，寒热、咳嗽、泄泻一齐俱止矣。但取药四剂，服之必安，不足虑也。方用黄芩、地骨皮、甘草、杏仁、阿胶。初进一剂，泻即少止。四剂毕，而寒热俱除。再数剂而咳嗽俱全愈矣。设当日与时辈商之，彼方执参、附为是，能从我乎？又乡中王氏妇，秋月亦病寒热，服参术后，亦厌厌❷一息，但无咳嗽，十余日不进粒米，亦无大便，时时晕去，不省人事。其夫来寓中，详述其症，求发补剂归服。余以大黄、芒硝、石膏、甘草四味，为粗末与之。彼不能辨，归而煎服。其妻云：此药甚咸。夫喜曰：咸果补药。遂将二剂连服，顷之腹中努痛，下结粪数块，绝而复苏。进粥二盏，前病已如失矣。乡人致谢忱始知之。凡此素有定见于中，故不为临歧所炫❸也。姑存是案。为治病者广其识焉。

胡卣臣先生曰：毫厘有差，千里悬绝，案中治法，似乎与症相反，究竟不爽，大难大难。

【注释】

❶背水之捷：典故出自汉将韩信。率兵攻赵，万人背水作战，大败赵军。这里比喻某医以温热药一剂，企图一举取得止泻补虚的速效。

❷厌厌：精神不振的样子。

❸不为临岐所炫：不被纷繁的临床症状所迷惑。

【赏析】

本案共有两个案例。第一个案例乃吴氏之妻新秋感受燥邪，燥邪伤肺，"渐生咳嗽"，服表散药后，耗伤肺阴，"体日尪羸"；后至初冬，服用参、术甘温补剂，燥邪愈盛，"肺气闭锢，而咳嗽之声不扬，胸腹饱胀"。燥邪无处宣泄，循经下奔大肠而泻利不止。故喻氏予以润肺兼以润肠之药，使"源流俱清，寒热、咳嗽、泄泻一齐俱止矣"。其用黄芩、地骨皮清肺降火；杏仁、阿胶润肺止咳；甘草调和诸药，补脾止利。故"四剂毕，而寒热俱除，再数剂而咳嗽俱全愈矣"。

第二个案例王氏妻亦为秋月感受燥邪，后服参术补剂后，燥邪更盛，"但无咳嗽"，故病不在肺，述"十余日不进粒米，亦无大便"，表明此时病在阳明胃肠，故喻氏用调胃承气汤加石膏，清泻阳明燥热，燥屎一去，则疾病自除。

这两个案例患者都感受了燥邪，都经过误治，病变都累及大肠，但前者病变主要在肺，而后者主要在胃肠。故前者以润肺泄热止咳为主，后者则以荡涤燥结为主。从以上两案可见喻氏治燥独具手眼，深得燥气致病之旨。

案42　辨鼎翁公祖颐养天和宜用之药

旧宪治❶公祖江鼎寰先生，望七之龄，精神健旺，脉气坚实，声音洪亮，晋接❷不厌其繁，纷丝❸尚能兼理，不羡洛社❹耆英，行见熙朝元老矣。偶有胸膈弗爽，肺气不清，鼻多浊涕小恙。召诊曰兼患齿痛，谨馈以天冬、熟地、石枣、丹皮、枸杞五味等，收摄肾气药四剂，入桂些少为引经，服之齿痛顿止，鼻气亦清。第因喉中作干，未肯多服。门下医者素逢主❺，见治标热，不治本虚，特为辨曰：祖翁所禀先天阳气甚厚，冬月尚仍早兴晚寝，饮蔗啖梨，是以服药多喜清畏补。然补有阴阳之不同，阳气虽旺于上，阴气未必旺于下。髭鬓则黑，步履则迟，其一征也；运臂则轻，举腰则重，其一征也；阳道易兴，精液难固，其一征也；胃能多受，肠弗久留，其一征也；下本不虚，下之精华，暗输于上，是以虚也；上本不实，清阳之分，为阴所凑，似乎实也。故阴凑于上而开窍于目，则为泪；开窍于鼻，则为涕；开窍于口，则为涎为唾。经云：五十始衰，谓阴气至是始衰也。阴气衰，故不能自主而从阳上行，其屑越❻者，皆身中之至宝，向非收摄归元，将何底极❼？是以事亲养老诸方，皆以温补下元为务。诚有见于老少不同，治少年人惟恐有火，高年人惟恐无火。无火则运化艰而易衰，有火则精神健而难老，是火者老人性命之根，未可以水轻折也。昔贤治喉干，谓八味丸为圣药，譬之釜底加薪，则釜中津气上腾，理则然矣。可见下虚者，不但真阴虚，究竟真阳亦虚，何也？阳气以潜藏为贵，潜则弗亢，潜则可久，《易》道也。盏中加油，则灯愈明，炉中覆灰，则火不熄。与其孤阳上浮为热，曷若一并收归于下，则鼻中之浊涕不作，口中之清液常生。虽日进桂、附，尚不觉其为热，矧❽清利润下之剂，而反致疑乎，是为辨。

胡卣臣先生曰：吾乡诸老，享有遐龄者最多，鼎寰廉访年来绝欲忘机，怡情悦性，大药不藉草木之偏，上寿更无涯涘可测，此案第借为高年立法，理自不诬。

【注释】

❶宪治：指朝廷委驻各行省的高级官员。

❷晋接：指多次接见别人。

❸纷丝：杂乱的丝，意指繁杂的事情。

❹洛社：北宋司马光居洛阳时，与友朋结社讲学，故曰洛社。后在神宗熙宁中为朝中元老，官至宰相。此处喻氏以此段历史恭维江鼎寰为朝中元老。

❺逢主：逢迎、奉承主人。

❻屑越：散乱、糟蹋之意。

❼底极：终止，结束。

❽矧：另外，况且，何况。

【赏析】

本案喻氏通过江鼎寰先生鼻多浊涕、齿痛之病证治疗，进而探讨老年人养生长寿之理。针对鼎翁鼻多浊涕、齿痛之症，门下医者"逢主，见治标热"，"谨馈以天冬、熟地、石枣、丹皮、枸杞五味等，收摄肾气药四剂，入桂些少为引经"，虽"服之齿痛顿止，鼻气亦清"，但终非治本之法。喻氏认为鼎翁虽已"望七之龄，精神健旺，脉气坚实"，但毕竟年纪偏大，阳气渐衰，已现阴阳失衡之机。喻氏通过详细的辨证分析，阐述了虚实、阴阳的真假。例如其言："下本不虚，下之精华，暗输于上，是以虚也；上本不实，清阳之分，为阴所凑，似乎实也。故阴凑于上而开窍于目，则为泪；开窍于鼻，则为涕；开窍于口，则为涎为唾"，此句准确地解释了鼎翁为何精神健旺，脉气坚实而患鼻多浊涕之症。因此，喻氏强调高年之人养生重在温补下元。下元火旺则脾胃得以健运，正气充足，精神健旺。而元阳之保养贵在潜藏，真阳不亢越，真阴则得以维护。喻氏将其形象地比喻为"盏中加油，则灯愈明，炉中覆灰，则火不熄"，如此"阴平阳秘，精神乃治"，这才是延年益寿的养生秘诀！

案43　论张受先先生漏证善后之宜

旧邻治父母张受先先生，久患穿肠痔漏，气血大为所耗。有荐吾乡黄先生善敷割者，先生神其术，一切内治之药，并取决焉。不肖昌雅重先生文章道德之身，居瀛海时，曾令门下往候脉息，私商善后之策，大意谓先生久困漏厄，一旦平成，精气内荣，自可百年无患。然新造之区，尚未坚固，则有浸淫之虞。脏气久虚，肠蓄易澼，则有转注之虞❶。清气久陷，既服甘温升举矣。然漏下已多，阴血暗耗，恐毗❷于阳。水谷易混，既用养脏厚肠矣。然润剂过多，脾气易溜，恐毗于阴。且漏孔原通精孔，精稍溢出，势必旁渗，则豢精当如豢虎❸。厚味最足濡脾，味稍不节，势必走泄，则生阴无取伤阴。盖人身脾气，每喜燥而恶湿。先生漏孔已完，败浊下行者，无路可出，必转渗于脾，湿固倍之，是宜补脾之阳，勿伤脾之阴，以复健运之常，而收和平之益云云。及至娄中，应召往诊，指下轻取鼓动有力，重按若觉微细，是阳未见不足，阴则大伤矣。先生每进补阴之药，则夜卧甚宁，肠澼亦稀。以故疡医妄引槐角、地榆，治肠风下血之法治之，亦不觉其误，其实漏病乃精窍之病。盖构精时，气留则精止，气动则精泄。大凡强力入房者，气每冲激而出，故精随之横决四射，不尽由孔道而注，精溢于精管之外，久久渐成漏管。今漏管虽去，而肉中之空隙则存，填窍补隧，非此等药力所能胜也。不肖姑不言其非，但于其方中去槐角、地榆等，而加鹿角霜一味，所谓惟有斑龙顶上珠，能补玉堂关下缺❹者是也。况群阴之药，最能润下，不有以砥之，则肠中之水，更澼聚可虞耶！然此特微露一斑耳。疡医不解，已阻为不可用。因思吾乡一治漏者，溃管生肌外，更有二神方。先以丸药半斤，服之令人阳道骤痿，俟管中肉满，管外致密。后以丸药半斤，服之令人阳道复兴。虽宜于少，未必宜于老，然用意亦大奇矣。不肖才欲填满窍隧，而黄生阻之，岂未闻此人此法乎！

胡卣臣先生曰：漏管果通精窍，敷治易而填补难，案中所说，确乎有见。

【注释】

❶虞：忧虑，弊端。

❷毗：指损害之意。《庄子·在宥篇》："人大喜，邪毗于阳；大怒，邪毗于阴。"

❸豢精当如豢虎：患，喂养；豢虎，指养虎为患。豢精当如豢虎，此指养精会导致精溢旁渗，使漏证难愈。

❹斑龙顶上珠，能补玉堂关下缺：语出自《本草纲目·鹿》。时珍曰：按《澹寮方》云：昔西蜀药市中，尝有一道人货斑龙丸，一名茸珠丹。每大醉高歌曰：尾闾不禁沧海竭，九转灵丹都漫说。惟有斑龙顶上珠，能补玉堂关下穴。鹿，又名斑龙，鹿茸即鹿顶上珠。玉堂关下穴，指下丹田，为元阴元阳所系。

【赏析】

本案张氏所患漏证实乃穿肠痔漏，相当于西医学肛瘘。本病的特点为漏口流脓不绝，久不收口。张氏之病，先由黄氏用敷割之术外治，兼用其所开内治之药内服。随后张氏至娄中，喻氏应召往诊，发现张氏"指下轻取鼓动有力，重按若觉微细，是阳未见不足，阴则大伤矣"。喻氏认为"漏病乃精窍之病"，"精溢于精管之外，久久渐成漏管。今漏管虽去，而肉中之空隙则存"，则宜"填窍补隧"，故内服方中可"去槐角、地榆等，而加鹿角霜一味"。槐角、地榆乃治疗便血、痔血的常用药物，喻氏谓其乃"治肠风下血之法"，而此时张氏阳未见不足而阴液大伤，故不宜使用。鹿角霜为鹿角去胶质的角块，能温肾助阳，收敛止血。此处患者阳气不虚，何以用此药？喻氏认为鹿角霜一则可"填满窍隧"，正所谓"斑龙顶上珠，能补玉堂关下缺者是也"。二则在大量滋阴药中辅以温补元阳之药，可以消除其润下肠澼之弊。

本案喻氏所言"漏病乃精窍之病"、"漏孔原通精孔"之说值得商榷，虽然其另举乡里某医治漏一案予以佐证。该医先令患者服丸药半斤，使其"阳道骤痿"，即是阻遏了精窍里的精液，不致其内溢于漏管，故漏管容易愈合。可能医者是想让患者性功能减退，使阳不妄动，阴得保养，阴血充则漏管易愈。一旦"管中肉满，管外致密"，再"以丸药半斤，服之令人阳道复兴"。这是治漏另辟蹊径的做法。但喻氏此说是否符合临床实际，有待考证。

案 44　详胡太封翁疝证治法并及运会之理剿寇之事

养翀太老先生，精神内守，百凡悉处谦退，年登古稀，面貌若童子。盖得于天全，而不受人损也。从来但苦脾气不旺，食饮厚自搏节。迩年少腹有疝，形如鸡卵，数发以后，其形渐大而长，从少腹坠入睾囊甚易，返位甚难。下体稍受微寒则发，发时必俟块中冷气渐转暖热，始得软溜而缩入，不然则鼓张于隘口❶，不能入也。近来其块益大，发时如卧酒瓶于胯上，半在少腹，半在睾囊，其势坚紧如石，其气迸入前后腰脐各道筋中，同时俱胀。由是上攻入胃，大呕大吐；由是上攻巅顶，战栗畏寒，安危止关呼吸。去冬偶见暴发光景，知为地气上攻，亟以大剂参、附、姜、桂投之，一剂而愈。已后但遇举发，悉用桂、附速效。今五月末旬，值昌他往，其证连日为累，服十全大补汤二十余剂，其效甚迟。然疑证重，不疑药轻也。值年家俞老先生督饷浙中，遥议此证，亦谓十全大补用到百剂自效，乃决意服。至仲秋，其证复发，发时昌仍用姜、桂、参、附投之。令郎谏议卣翁老先生，两疑而莫所从也。昌请深言其理焉。夫人阳不足则用四君，阴不足则用四物，阴阳两不足，则合四君、四物，而加味为十全大补，此中正和平之道也。若夫浊阴之气，结聚少腹，而成有形，则阴盛极矣，安得以阴虚之法治之，助邪而滋疾乎？何以言之？妇女有娠者之病伤寒，不得已而用麻、桂、硝、黄等伤胎之药，但加入四物，则厉药即不能入胞而伤胎。岂欲除块中之邪，反可用四物护之乎？此一征也。凡生癥瘕痞块者，驯至身羸血枯，百计除之不减，一用四物，则其势立增。夫四物不能生血活血，而徒以增患，此又一征也。人身之血脉，全赖饮食为充长。四物之滞脾，原非男子所贵。既以浊阴极盛，时至横引阴筋，直冲阳络，则地气之上陵者，大有可虑，何得以半阴半阳之药，蔓而图之？四物之不当用，无疑矣。即四君亦元老之官，不可以理繁治剧，必加以姜、桂、附子之猛，始克胜病，何也？阴邪为害，不发则已，其发必暴。试观天气下降则清明，地气上升则晦塞，而人身大略可睹。然人但见地气之静，而未见地气之动也。方书但言阴气之衰，而未言阴邪之盛也。医者每遇直中阴经之病，尚不知所措手，况杂证乎！请纵谈天地之道以明之。天地之道，《元会运世》一书，论之精矣。至于戌亥所以混茫之理，则置之不讲，以为其时天与地混而为一，无可讲耳。殊不知天不混于地，而地则混于天也。盖地气小动，尚有山崩川沸，陵迁谷变之应。况于地气大动，其雷炮迅击之威，百千万亿，遍震虚空，横冲逆撞，以上加于天，宁不至混天为一耶！必至子而天开，地气稍下，而高覆之体始露也。必至丑而地辟，地气始返于地，而太空之体始廓也。其时人物尚不能生者，则以地气自天而下，未至净尽，其青黄红紫赤白碧之九气而外，更有诸多悍疾之气，从空注下者，动辄绵亘千百丈，如木石之直坠，如箭弩之横流，人物非不萌生其中，但为诸多暴气所摧残，而不能长育耳。必至寅而驳劣之气，悉返冲和，然后人物得遂其生，以渐趋于繁衍耳。阴气之惨酷暴烈，一至于此，千古无人论及，何从知之耶？大藏经中，佛说世界成毁至详，而无此等论说者，盖其已包括于地水火风之内，不必更言也。夫地水火风，有一而非阴邪也哉。群阴之邪，酿成劫运，昌之所谓地气之混于天者，非臆说矣。堪舆家❷尚知趋天干之吉，而避地支之凶，奈何医之为道，遇地气上奔之证，曾不思避其凶祸耶。

【注释】

❶隘口：指狭隘的山路口。此指患者疝证发作的狭窄处。

❷堪舆家：指旧时看风水地脉的人。

【赏析】

喻氏在上段文字中就胡氏患疝证初以大剂参、附、姜、桂投之，速获速效，后服十全大补汤百剂方取效为例，详细探讨了浊阴极盛之证，不可使用四物汤，其不但有碍药效的发挥，更有滋补恋邪之弊。此外，喻氏认为，四君子汤虽为"元老之官，不可以理繁治剧，必加以姜、桂、附子之猛，始克胜病"。说明对于虚寒之证，四君子汤温阳之力不足，达不到散寒驱邪的目的，需用力量峻猛的姜、桂、附子之品方能获效。至于喻氏借天地之间天气下降与地气上升之变化来阐述人体病情变化之说，可供大家参考。

汉代张仲景，特著《卒病论》十六卷，禄山兵火以后，遂湮没不传，后人无由获见。昌因悟明地气混天之理，凡见阴邪上冲，孤阳扰乱之证，陡进纯阳之药，急驱阴气，呱呱有声，从大孔而出，以辟乾坤而揭日月，功效亦既彰彰。如太翁之证，屡用姜、附奏绩者，毋谓一时之权宜，实乃万世经常之法也。但悍烈之性，似非居恒所宜服，即举发时服之，未免有口干舌苦之过，其不敢轻用者，孰不知之？而不知不得不用也。即如兵者毒天下之物，而善用之则民从，不善用之则民叛。今讨寇之师，监而又监，制而又制，强悍之气，化而为软戾，不得不与寇为和同。至于所过之地，抢劫一空，荆棘生而凶年兆，尽驱良民而为寇矣。庙堂之上，罢兵不能，用兵无策，大略类然。昌请与医药之法，互相筹酌。夫坚块远在少腹，漫无平期，而毒药从喉入胃，从胃入肠，始得下究，旧病未除，新病必起矣。于此而用治法，先以姜、附、肉桂为小丸，曝令干坚。然后以参、术厚为外廓，俾喉胃间知有参、术，而不知有姜、桂、附子，递送达于积块之所，猛烈始露，庶几坚者削，而窠囊可尽空也。今监督之旄，充满行间，壮士金钱，饱他人腹，性命悬他人手，其不能辨寇，固也。而其大病，在于兵护监督，不以监督护兵，所以迄无成功耳。诚令我兵四面与寇相当，而令监督于附近贼界，坚壁清野，与土著之民，习且耕且战之法，以厚为我兵之外廓，则不至于縶骐骥而缚孟贲❶。我兵可以贾勇而前，或击其首尾，或捣其中坚，或昼息夜奋，以乱其乌合，而廓清之功自致矣。况有监督以护之于外，诸凡外入之兵，不敢越伍而哗，庶几民不化为寇，而寇可返为民耳。山泽之癯❷，何知当世，然聊举医法之一端，若有可通者，因并及之。

卤臣先生问曰：外廓一说，于理其长，何以古法不见用耶？答曰：古法用此者颇多，如用朱砂为衣者，取义南方赤色，入通于心，可以护送诸药而达于心也。如用青黛为衣者，取义东方青色，入通于肝，可以护送诸药而达于肝也。至于攻治恶疮之药，包入葱叶之中，更嚼葱厚罨而吞入，取其不伤喉膈，而直达疮所也。即煎剂亦有此法，如用大剂附、桂药煎好，再投生黄连二三分，一滚即取起，俟冷服之，则熟者内行下行，而生者上行外行，自非外廓之意耶？仲景治阴证伤寒，用整两附子煎熟，而入生猪胆汁几滴和之，可见圣神用药，悉有法度也。卤臣先生曰：善。

胡卤臣先生曰：家大人德全道备，生平无病，年六十，以冬月触寒，乃有疝疾，今更十年，每当病发，呕吐畏寒，发后即康好如旧。今遇嘉言救济，病且渐除，日安一日，家大人乐未央，皆先生赐矣。

【注释】

❶ 絷骐骥而缚孟贲：絷，用绳索绊住马足。骐骥，指骏马。孟贲，战国时勇士。此句指用绊马索把骏马绊倒后绑缚住勇士。

❷ 山泽之癯：癯，瘦，此指老人。山泽之癯，指山里的老人。

【赏析】

本案胡氏老翁所患之病应属中医寒疝之证。文中言其"下体稍受微寒则发，发时必俟块中冷气渐转暖热，始得软溜而缩入"，至后来病情加重，"其块益大，发时如卧酒瓶于胯上，半在少腹，半在睾囊，其势坚紧如石……大呕大吐……战栗畏寒"，后喻氏"以大剂参、附、姜、桂投之，一剂而愈"。喻氏认为治疗寒疝之证，非大辛大热之附、姜始能取效，但久服辛温之药，恐有口干舌苦之弊，因此喻氏"先以姜、附、肉桂为小丸"，"后以参、术厚为外廓"，使辛温之药力在参、术的帮助下直达病所，"而窠囊可尽空也"。此乃喻氏用药"外廓"之说。所谓外廓，意指在药物表面涂裹一层薄衣或薄膜，可减缓有毒或者有刺激性药物对人体的损伤，如后文言将"攻治恶疮之药，包入葱叶之中，更嚼葱厚罨而吞入，取其不伤喉膈，而直达疮所也"，即是此种用意。后世医家在应用鸦胆子治疗赤白脓血痢时，将其包入桂圆中吞服，亦是外廓的另一种运用形式。此外，外廓也可作为一种引经药，帮助药物直达病所。如文中提到将朱砂涂抹于丸药表面，"可以护送诸药而达于心也"（因赤色入心）。

喻氏以天地运会之机，比附疝证发作之理；以用兵剿寇之术，类比用药治疗之法，议论风趣，别具一格，其说可供同道参考与借鉴。

案45　详辩谏议胡老先生痰饮小恙并答明问

卤翁老先生，脉盛体坚，神采百倍，从无病邪敢犯。但每早浴面，必呕痰水几口，胸前惯自摩揉。乳下宗气，其动应衣。若夜睡宁，水道清，则胸中爽然。其候似病非病，遍考方书，广询明医，不得其解。昌谓是痰饮结于胸膈，小有窠囊。缘其气之壮盛，随聚随呕，是以痰饮不致为害。而膻中之气，因呕而伤矣。夫膻中者，与上焦同位胸膈。经云：上焦如雾，言其气之氤氲如雾也。又曰：膻中者，臣使之官。言其能分布胸中之气而下传也。今以呕之故，而数动其气，则氤氲变为急迫上奔，然稍定则仍下布，亦不为害也。大率痰为标，气为本，治标易，而治本则难矣。非治本之难，以往哲❶从未言其治法，而后人不知所治耳。昌试论之。治气之源有三：一曰肺气，肺气清，则周身之气肃然下行，先生之肺气则素清也；一曰胃气，胃气和，则胸中之气亦易下行，先生之胃气则素和也；一曰膀胱之气，膀胱之气旺，则能吸引胸中之气下行。先生青年善养，膀胱之气则素旺也。其膻中之气，乱而即治，扰而即恬者，赖此三气暗为输运，是以不觉其累，即谓之无病也可。若三气反干胸膈之人，其为紧为胀，可胜道哉。故未形之病，可以不言，而屡动之气，不可不亟反于氤氲。先生但觉为痰饮所苦，昼日常鼓呼吸之气，触出胸膈之痰，而未知痰不可出，徒伤气也。盖夜卧则痰聚于胃，晨起自能呕出。日间胃之津液，四达脏腑，即激之出不出耳。然而痰消则气自顺，是必以治痰为急。而体盛痰不易除，又必以健脾为先。脾健则新痰不生，其宿痰之在窠囊者，渐渍于胃，而上下分消，于是无痰则不呕，不呕则气不乱，气不乱则自返于氤氲矣。虽然，尚有一吃紧关头，当并讲也。人身胸中，空旷如太虚，地气上则为云，必天气降而为雨，地气始收藏不动。诚会上焦如雾，中焦如沤，下焦如渎之意。则知云行雨施，而后沟渎皆盈，水道通决，乾坤有一番新景象矣。此义首重在膀胱一经。经云：膀胱者州都之官，津液藏焉，气化则能出矣。如人之饮酒无算而不醉者，皆从膀胱之气化而出也。盖膻中位于膈内，膀胱位于腹内，膀胱之气化，则空洞善容，而膻中之气得以下运。若膀胱不化，则腹已先胀，膻中之气，安能下达耶！然欲膀胱之气化，其权尤在于保肾。肾以膀胱为府者也。肾气动，必先注于膀胱，屡动不已，膀胱满胀，势必逆奔于胸膈，其窒塞之状，不可名言。肾气不动，则收藏愈固，膀胱得以清静无为。而膻中之气，注之不盈矣。膻中之气，下走既捷，则不为牵引所乱，而胸中旷若太空。昌更曰：气顺则痰不留，即不治痰而痰自运矣。谨论。

【注释】

❶往哲：指过去有学问的医生。

【赏析】

上段文字喻氏就胡氏痰饮小恙的分析十分透彻，发人深省。患者每早呕吐痰水几口，未觉明显不适，虽"遍考方书，广询明医，不得其解"。喻氏认为此乃"痰饮结于胸膈，小有窠囊"之故。因其气素盛，"随聚随呕，是以痰饮不致为害"。痰饮如何治疗？喻氏发出"痰为标，气为本，治标易，而治本则难矣"的感慨。如何治气？喻氏认为肺气、胃气、膀胱之气三者至关重要，协同膻中分布胸中之气而下传。其在理论上承袭了前人，但又有所发明，特别说到"膀胱之气旺，则能吸引胸中之气下行"，引证《内经》"巨阳引精之义"，实乃发前人之所未发，令人叫绝！

胡卣臣先生问曰：痰在膈中，去喉不远，每早必痛呕始出者何耶？曰：道不同也。胸膈之间，重重脂膜遮蔽，浑无空隙，痰从何出？所出者胃中之痰耳！曰：然则膈中之痰不出耶？曰：安得不出，但出之曲耳。盖膻中之气，四布于十二经，布于手足六阳经，则其气从喉吻而上出。布于手足六阴经，则其气从前后二阴而下出。然从下出者无碍，从上出者，亦必先下注阳明，始得上越，是以难也。曰：若是则所论膀胱气化一段，渊乎微矣。但吸引之机权，从不见于经典，岂有所自乎。曰：《内经》有巨阳引精之义，缘无注解，人不能会。巨阳者，太阳膀胱经也，谓膀胱能吸引胸中之气下行，而胸中之胀自消，此足证也。曰：胸中窠囊之说，确然无疑，不知始于何因？结于何处？消于何时也？曰：人身之气，经盛则注于络，络盛则注于经。窠囊之来，始于痰聚胃口，呕时数动胃气，胃气动则半从上出于喉，半从内入于络。胃之络贯膈者也，其气奔入之急，则冲透膈膜，而痰得以居之。痰入既久，则阻碍气道，而气之奔入者，复结一囊，如蜂子之营穴，日增一日，故治之甚难。必先去胃中之痰，而不呕不触，俾胃经之气，不急奔于络，转虚其胃，以听络中之气，返还于胃，逐渐以药开导其囊，而涤去其痰，则自愈矣。此昌独得之见，屡试之法也。曰：所言身内病情消息，如宝鉴列眉，令人钦服。生平读医书，于五脏位置，不能无疑，请并明之。人身戴九履一，左三右七，五居中宫，则心南、肾北、肝东、肺西，乃定位也。乃肾不居正北，而分隶东北、西北者何耶？曰：肾有两，故分隶两旁，而虚其在中之位以为用。所谓两肾中间一点明，正北方水中之真火，而为藏精宅神之本。其体虽分左右，而用实在中，故心肾交媾之所，各该三寸六分。设从两肾歧行而上，其去中黄，不太远乎！凡内观五脏，当观其用也。曰：肺为一身之华盖，如莲花舒叶于心之上，位正乎中，何以定其位于西南耶？诚如两肾之例，则西南可位，岂东南独不可位乎？曰：肺居心上，其募不与左连，但从右达，其用亦在西也。曰：其不与左连者何也？曰：地不满东南，其位常空隙不用。设肺募得与左连，地无缺陷矣。曰：然则天不满西北，何以右肾居之耶？曰：两肾之用在中，此不过其空位耳。惟右肾为空位，故与三焦之有名无形者相配，而三焦则决渎之官，水道由之而出，正以天不满西北也。曰：然则脾胃居右，其用亦在右耶？曰：胃居中，脾居右。胃中所容之水谷，全赖脾以运行，而注其气以输周身，其用即在中也。其用在中，故西方可容肺脾二脏。若脾之用在右，则置肺之用于何所乎？曰：然则肝之用何在耶？曰：肝木居于正东，东南为地之空位，其气既无主，东北为左肾之本位，其用又不存，故肝之气得以彻上彻下，全运于东方，其为用也大矣。曰：然则心之用何在耶？曰：心之外有包络，包络之外曰膻中。心者君主之官，膻中者臣使之官，是膻中为心之用也。曰：心之神明，其用何在耶？曰：神明之用，无方无体，难言也。《道经》云：太玄无边际，妙哉！《大洞经》曰太玄，曰无边际，曰妙哉，形容殆尽矣。《禅机》云：赤肉团上，有一无位真人，旨哉斯言。惟无位乃称真人，设有位则仍为赤肉团矣。欲窥其倪，惟在感而遂通之界。先生曰：吾浅言之。人能常存敬畏，便可识神明之所起。曰：此尧兢舜业，而为允执者也。昌多言反晦，先生一言逗出，诚为布鼓过雷门❶矣。因并记之。

胡卣臣先生曰：每与嘉言接谈，如见刘颖川兄弟，使人神思清发。或体气偶有未佳，则陈琳一檄，枚氏《七发》，少陵五言诗，辋川几重图，无不备矣！观此论至明至正，至精至微，愧无马迁笔，为作仓公传也。

【注释】

❶布鼓过雷门：出处东汉·班固《汉书·王尊传》："毋持布鼓过雷门。"颜师古注："雷门，会稽城门也，有大鼓，越击此鼓，声闻洛阳，故尊引之也。布鼓，谓以布为鼓，故无声。"后用来比喻在能手面前卖弄本领。

【赏析】

喻氏在与胡卣臣先生的问答中又分析了痰在膈中，去喉不远，为何每天早上口吐痰涎的原因。他认为此痰乃胃中之痰耳！至于胸中窠囊产生的原因，喻氏认为痰饮先聚于胃口，而胃之络贯膈，患者呕吐时伤动胃气，胃气循络而冲透膈膜，"而痰得以居之"，痰饮内聚，阻碍气道，气机内入痰聚之膈膜而"复结一囊"，窠囊遂成，"如蜂子之营穴，日增一日，故治之甚难"。欲治之，需先健其脾胃以去胃中之痰，使其"不呕不触"，则"胃经之气，不急奔于络，转虚其胃"，则令"络中之气，返还于胃，逐渐以药开导其囊，而涤去其痰，则自愈矣"。大意为治痰需健脾胃，脾健胃和则气顺，气顺更有利于治疗窠囊之痰。喻氏说这是"独得之见，屡试之法"，实乃其临床治病之经验总结！

本案最后，喻氏又讨论了五脏位置问题，系根据五行方位配属而定，其理论源自于《洛书》。至于其体用之说，则本于天人合一的思想，根据类比推理而来，并不能与现代解剖学等同。中医学在其理论渊源上，与《易经》联系紧密，故唐·孙思邈说"不知易，不足以言太医"，从而指出了易学对医学的指导作用。喻氏在论述五脏定位问题时，自然也与《易经》相联系而论。当然，学习弄懂《易经》，并非一朝一夕之事。明·张介宾曾感叹道："而今年逾不惑，茅塞顿开，学到知，方克渐悟，乃知天地之道，以阴阳二气而造化万物，人生之理，以阴阳二气而长养百骸。"关于五脏定位与《易经》的联系，大家可以参考张介宾《医易义》一书。

案 46　论顾鸣仲痞块锢疾根源及治法

顾鸣仲有腹疾近三十年，朝宽暮急，每一大发，腹胀十余日方减。食湿面及房劳，其应如响。腹左隐隐微高，鼓呼吸触之，汩汩有声。以痞块法治之，内攻外贴，究莫能疗。余为悬内炤之鉴❶，先与明之，后乃治之。人身五积六聚之证，心、肝、脾、肺、肾之邪，结于腹之上下左右，及当脐之中者，皆高如覆盂❷者也。胆、胃、大小肠、膀胱、命门之邪，各结于其本位，不甚形见者也。此证乃肾脏之阴气，聚于膀胱之阳经，有似于痞块耳。何以知之？肾有两窍，左肾之窍，从前通膀胱；右肾之窍，从后通命门。邪结于腹之左畔，即左肾与膀胱为之府也。六腑惟胆无输泻，其五腑受五脏浊气传入，不能久留，即为输泻者也。今肾邪传于膀胱，膀胱溺其输泻之职，旧邪未行，新邪踵至，势必以渐透入膜原，如革囊裹物者然。经曰：膀胱者州都之官，津液藏焉，气化则能出矣。然则肾气久聚不出，岂非膀胱之失其运化乎？夫人一团之腹，大小肠、膀胱俱居其中，而胞又居膀胱之中，惟其不久留输泻，是以宽乎若有余地。今肾之气，不自收摄，悉输膀胱，膀胱蓄而不泻，有同胆腑之清净无为，其能理乎？宜其胀也，有与生俱焉者矣。经曰：肾病者善胀，尻以代踵，脊以代头。倘膀胱能司其输泻，何致若此之极耶？又曰：巨阳引精者三日。太阳膀胱经，吸引精气者，其胀止于三日。此之为胀，且数十年之久，其吸引之权安在哉。治法补肾水而致充足，则精气深藏，而膀胱之胀自消。补膀胱而令气旺，则肾邪不蓄，而输化之机自裕。所以然者，以肾不补不能藏，膀胱不补不能泻。然补肾易而补膀胱则难，以本草诸药，多泻少补也。经于膀胱之予不足者，断以死期。后人莫解其故。吾试揣之，岂非以膀胱愈不足则愈胀，胀极势必逆传于肾；肾胀极，势必逆传于小肠；小肠胀极，势必逆传于脾。乃至通身之气，散漫而无统耶！医者于未传之先，早见而预图之，能事殚❸矣。

胡卣臣先生曰：言腹中事，如张炬而游洞天，愈深愈朗。

【注释】

❶内炤之鉴：炤，照耀；鉴，镜子。内炤之鉴，指能照见体内的镜子。

❷盂：盛饮食或液体的圆口器皿。

❸殚：竭尽。

【赏析】

本案顾氏有反复发作近三十年之腹胀锢疾，发作时"腹左隐隐微高，鼓呼吸触之，汩汩有声"。喻氏断定其"乃肾脏之阴气，聚于膀胱之阳经，有似于痞块耳"。何以知之？喻氏在随后的论证中提到"肾有两窍，左肾之窍，从前通膀胱；右肾之窍，从后通命门。邪结于腹之左畔，即左肾与膀胱为之府也"，故认为顾氏左腹痞胀病证与肾、膀胱有密切联系。"肾邪传于膀胱，膀胱溺其输泻之职"，邪气"势必以渐透入膜原，如革囊裹物者然"，因此，治当"补肾水而致充足，则精气深藏，而膀胱之胀自消"，然而世人多不明此机理，"以本草诸药，多泻少补也"，导致"膀胱愈不足则愈胀，胀极势必逆传于肾；肾胀极，势必逆传于小肠；小肠胀极，势必逆传于脾。乃至通身之气，散漫而无统耶"，最终致使全身气机逆乱而无统摄。只可惜，喻氏在本案中只提及大的治法，未明言具体方药，也未言患者服药之后的转归，不能验证其理论是否正确，颇费读者思量。

关于喻氏"右肾之窍，从后通命门"之说，可能是来源于《难经》。其云："脏各有一耳，肾独有两者，何也？然肾两者，非皆肾也。其左者为肾，右者为命门。命门者，诸神精之所舍，原气之所系也，故男子以藏精，女子以系胞，故知肾有一也。"此说显然与喻氏的见解不合。关于右为命门之说，历来见解尚不一致，难以评论。

案47　袁聚东痞块危证治验

袁聚东年二十岁，生痞块，卧床数月，无医不投。日进化坚削痞之药，渐至枯瘁肉脱，面黧发卷，殆无生理。买舟载往郡中就医，因虑不能生还而止，然尚医巫日费。余至则家计已罄❶，姑请一诊，以决生死远近耳，无他望也。余诊时，先视其块，自少腹至脐旁，分为三岐，皆坚硬如石，以手拊之，痛不可忍。其脉止两尺洪盛，余微细。谓曰：是病由见块医块，不究其源而误治也。初起时块必不坚，以峻猛药攻之，至真气内乱，转护邪气为害。如人厮打，扭结一团，旁无解散，故进紧不放，其实全是空气聚成。非如女子冲任血海之地，其月经凝而不行，即成血块之比。观两尺脉洪盛，明明是少阴肾经之气，传于膀胱。膀胱之气，本可传于前后二便而出，误以破血之药，兼破其气，其气遂不能转运，而结为石块。以手摩触则愈痛，情状大露。若是血块得手，则何痛之有。此病本一剂可瘳，但数月误治，从上至下，无病之地，亦先受伤。姑用补中药一剂，以通中下之气，然后用大剂药，内收肾气，外散膀胱之气，以解其相厮相结，约计三剂，可痊愈也。于是先以理中汤，少加附子五分，服一剂，块已减十之三。再用桂附药一大剂，腹中气响甚喧，顷之三块一时顿没。戚友共骇为神。再服一剂，果然全愈。调摄月余，肌肉复生，面转明润，堆云之发❷，才剩数茎而已。每遇天气阴寒，必用重裀❸厚被盖覆，不敢起身。余谓病根尚在，盖以肾气之收藏未固，膀胱之气化未旺，兼之年少新婚，倘犯房室，其块复作，仍为后日之累。更用补肾药，加入桂附，而多用河车为丸，取其以胞补胞，而助膀胱之化源也。服之竟不畏寒，腰围亦大，而体加充盛。年余又得子，感前恩而思建祠肖像以报，以连值岁凶，姑尸祝于家庭焉！亦厚之道矣！

胡卤臣先生曰：辨证十分明彻，故未用药，先早知其功效矣。又早善其后，得心应手之妙，一一传之纸上，大有可观。

【注释】

❶罄：本义为器中空，引申为尽，用尽。

❷堆云之发：指头发多如云团。

❸裀（yīn）：音，指夹衣。

【赏析】

本案袁氏之痞块，前医在辨治时未分虚实，一味用化坚削痞之药，致使患者正气耗损，日渐消瘦，病未治好而耗尽钱财。至喻氏诊时，通过触诊及把脉，认为前医屡用峻猛之药攻伐，"至真气内乱，转护邪气为害"，"其实全是空气聚成"，非瘀血内阻所致。何以知然？喻氏观其两尺脉洪盛，认为乃少阴肾经之气，传于膀胱，而膀胱之气因破血之药数次耗损，未能"传于前后二便而出"，"其气遂不能转运，而结为石块"。故此处痞块当作虚证论治。本案在辨证上有一点需要注意，中医学常说"虚则喜按，实则拒按"，而之前喻氏在做腹诊时提到"皆坚硬如石，以手扪之，痛不可忍"的表现，似乎与虚证之通常表现不相符合。但此时患者病证是屡次误用峻猛活血破气之药而成，最终致使气虚寒凝证的表现愈发加重，颇有似于"至虚有盛候"的表现，否则喻氏用理中汤、桂附之药也不会取得三剂而病愈的奇效。

最后，喻氏根据其病久肾气虚损，膀胱气化不旺的病根，加强补肾助阳之药，并加用紫河车来温肾补精，益气养血，最终使困扰患者数月的病根得除，体质得以增强，香火因而延续。

案48　论杨季蘅风废之证并答门人四问

季蘅翁禀丰躯伟，望七之龄，神采不衰。近得半身不遂之证，已二年矣。病发左半，口往右歪，昏厥遗溺。初服参术颇当，为黠医❶簧以左半属血，不宜补气之说，几致大坏。云间施笠泽以参附疗之，稍得向安。然概从温补，未尽病情也。诊得脉体，软滑中时带劲疾，盖痰与风杂合之证。痰为主，风为标也。又热与寒杂合之证，热为主，寒为标也。平时手冷如冰，故痰动易至于厥。然厥已复苏，苏已呕去其痰，眠食自若。虽冬月亦能耐寒，无取重裀复絮，可知寒为外显之假寒，而热为内蕴之真热。既有内蕴之热，自蒸脾湿为痰，久久阻塞窍隧，而卫气不周，外风易入，加以房帏❷不节，精气内虚，与风相召，是以杂合而成是证耳。及今大理右半脾胃之气，以运出左半之热痰虚风。此其间有微细曲折，非只温补一端所能尽者。何也？治杂合之病，必须用杂合之药，而随时令以尽无穷之变。即如冬月严寒用事，身内之热，为外寒所束，不得从皮肤外泄，势必深入筋骨为害矣。故用姜、附以暂撤外寒，而内热反得宣泄。若时令之热，与内蕴之热相合，复助以姜、附，三热交煽，有灼筋腐肉而已。孰是用药之权衡，可以一端尽耶？或者曰：左半风废，而察脉辨证，指为兼痰兼热似矣。痰者脾湿所生，寄居右畔，是则先宜中右，而何以反中左耶？既已中左，明系左半受病，而何以反治右耶？不知此正病机之最要者，但为丹溪等方书说，病在左血多，病在右气多，教人如此认证，因而起后人之偏执。至《内经》则无此说也。《内经》但言左右者，阴阳之道路。夫左右既为阴阳往还之道路，何尝可偏执哉！况左半虽血为主，非气以统之则不流。右半虽气为主，非血以丽之❸则易散。故肝胆居左，其气常行于右。脾胃居右，其气常行于左，往来灌注，是以生生不息也。肝木主风，脾湿为痰。而风与痰之中人，原不分于左右。但翁恃其体之健，过损精血，是以八八天癸已尽之后，左半先亏，而右半饮食所生之痰，与皮毛所入之风，以渐积于空虚之府，而骤发始觉耳。风脉劲疾，痰脉软滑，惟劲疾故病则大筋短缩，即舌筋亦短而蹇于言。小筋弛长，故从左而歪于右。从左歪右，即可知左畔之小筋，弛而不张也。若小筋能张，则左歪矣。凡治一偏之病，法宜从阴引阳，从阳引阴，从左引右，从右引左。盖观树木之偏枯者，将溉其枯者乎？抑溉其未枯者使荣茂，而因以条畅其枯者乎？治法以参术为君臣，以附子干姜为佐使，寒月可恃无恐。以参术为君臣，以羚羊角、柴胡、知母、石膏为佐使，而春夏秋三时，可无热病之累。然宜刺手足四末，以泄荣血而通气，恐热痰虚风，久而成疠也。

【注释】

❶黠医：狡猾的医生。

❷房帏：指房事。

❸丽之：附着它，维系它。此指血附于气，气依赖血的维系则不易散失。

【赏析】

《丹溪心法·中风》有云："半身不遂，大率多痰，在左属死血瘀（一作少）血，在右属痰有热，并气虚。左以四物汤加桃仁、红花、竹沥、姜汁；右以二陈、四君子等汤加竹沥、姜汁。"因此后世医者多遵循丹溪治法治疗中风偏瘫。本案杨氏"近得半身不遂之证"，"病发左半，口往右歪，昏厥遗溺"，初服参、术，本已取效，后黠医遵循丹溪之说，认为"左半属血，不宜补气之说，几致大坏"。

喻氏在首段文字中阐释了杨氏患半身不遂之证的病变机理，并批驳了朱丹溪所谓"病在左血多，病在右气多"的不准确说法。就病情而言，杨氏所患病证为外寒内热之证，与热、痰、风等邪气密切相关。其虽手冷如冰，但冬月却能耐寒，得知寒为外显之假寒；脉软滑中时带劲疾，为痰与风杂合之证。因其体内有内蕴之真热，故"蒸脾湿为痰，久久阻塞窍隧"，加之房事不节，精气内虚，与风相召，则形成此等半身不遂之证。针对患者"病发左半"，为何"口往右歪"的原因，喻氏引用了《内经》"左右者，阴阳之道路也"这句经文以作解释。其认为人体各部包括五脏是一个整体，其左右、上下是互通联系的。人体某一边（或部）受病，实与两边所对应之脏腑病变密切相关。故治疗上不可单治一边或某脏，而应"从阴引阳，从阳引阴，从左引右，从右引左"，从总体上调治，使其阴阳趋于平衡，这也批驳了本案开始"黠医簧以左半属血，不宜补气"的错误治法。

对于本案的治疗原则，喻氏认为既属"治杂合之病，必须用杂合之药，而随时令以尽无穷之变"。故用药在参、术运脾胃之气的基础上，春、夏、秋三季佐以寒凉，冬季佐以辛温，辅以针刺手足四末以疏通气血之法，针药合用，灵活多变，可供广大医者在治疗此类疾病时以参考。

门人问曰：经文左右者，阴阳之道路。注解以运气之司天在泉，而有左间右间为训，遂令观者茫然。今先生贴以往还二字，与太极动而生阳，静而生阴，天地生成之数，春秋自然之运，适相符契矣。但不知往于何始，还于何终，可得闻乎？答曰：微哉问也！天地之道，春气始于左，而终于右；秋气始于右，而终于左；夏气始于上，而终于下；冬气始于下，而终于上。人身亦然。经云：欲知其始，先建其母。母者五脏相承之母也。又曰：五脏以生克而互乘。如右之肺金，往左而生肾水克肝木；左之心火，往右而生脾土克肺金之类，其往还交织无端。然始于金者，生则终于土，克则终于火；始于火者，生则终于木，克则终于水。此则交织中之次第也。推之十二经，如子时注少阳胆，丑时注厥阴肝之类，亦交织中之次第也。诚建其母推其类，而始终大略睹矣。

又问曰：病机之左右上下，其往还亦有次第乎？答曰：病机往还之次第，不过顺传逆传两端。顺传者传其所生，乃天地自然之运。如春传夏，夏传长夏，长夏传秋，秋传冬，冬复传春，原不为病，即病亦轻。逆传者，传其所克，病轻者重，重者死矣。如春传长夏，长夏传冬，冬传夏，夏传秋，秋传春，非天地自然之运，故为病也。曰：经言间传者生，七传者死，则间传为顺传，七传为逆传无疑。曰：非也。注《难经》者，言间传是顺行，隔一位而传，误认病机但从右旋左，不从左旋右，皆由不知左右往还之理，而以讹传讹。试诘以肾水间一位传心火，为逆传之贼邪，则无可置喙❶矣！故间传七传，俱于逆传中分生死耳。间传者，心病当逆传肺，乃不传肺，而传肺所逆传之肝。肺病当逆传肝，乃不传肝，而传肝所逆传之脾。推之肝病、脾病、肾病皆然。此则脏腑不受克贼，故可生也。七传者，前六传已逆周五脏，第七传重复逆行，如心脏初受病，二传于肺则肺脏伤，三传于肝则肝脏伤，四传脾，五传肾，六传仍归于心，至七传再入于肺，则肺已先伤，重受贼邪，气绝不支矣！所谓一脏不两伤，是以死也。不比伤寒传经之邪，经尽再传，反无害也。《针经》云：善针者以左治右，以右治左。夫人身之穴，左右同也，乃必互换为治。推之上下，莫不皆然，于往还之机，益明矣！

【注释】

❶喙：原指鸟嘴。引申为说话，此指辩驳。

【赏析】

上两段文字，喻氏在答门人提问时就首段所提出的左右乃阴阳往还之道路的观点，进一步对人体五脏之间生克乘侮关系进行了论述，并对"间传者生，七传者死"的认识提出了自己的观点，其批驳了后世某些医家对《难经》注解中认为"间传是顺行，隔一位而传"的错误观点。《难经·五十三难》云："曰：经言七传者死，间脏者生，何谓也？然：七传者，传其所胜也。间脏者，传其子也。何以言之？假令心病传肺，肺传肝，肝传脾，脾传肾，肾传心，一脏不再伤，故言七传者死也。间脏者，传其所生也。假令心病传脾，脾传肺，肺传肾，肾传肝，肝传心，是母子相传，竟而复始，如环无端，故曰生也。"喻氏对"七传者死"的认识与《难经》的看法是一致的，但对"间传者生"提出了自己的观点。其以肺脏受病为例，肺（金）未传其所克之脏肝（木），而传肝（木）所克之脏脾（土），而肺（金）与脾（土）的关系是子母关系，故曰"此则脏腑不受克贼，故可生也"。这与《难经》谓"间脏者，传其子也"的观点是不同的。

又问曰：半身不遂之病，原有左右之分，岂左右分属之后，病遂一往不返乎？而治之迄无成效者，何也？答曰：风与痰之中人，各随所造，初无定体。病成之后，亦非一往不返也。盖有往有复者，天运人事病机，无不皆然。如风者四时八方之气，从鼻而入，乃天之气也。痰者五谷百物之味，从口而入，脾胃之湿所结，乃地之气也。势本相辽，亦尝相兼。全似内伤之与外感，每夹杂而易炫。故风胜者先治其风，痰胜者先治其痰，相等则治风兼治痰，此定法也。《内经》云：风之中人也，先从皮毛而入，次传肌肉，次传筋，次传骨髓。故善治者，先治皮毛，其次治肌肉。由此观之，乃从右而渐入于左也。皮毛者右肺主之，肌肉者右胃主之，筋脉者左肝主之，骨髓者左肾主之。从外入者转入转深，故治皮毛治肌肉，不使其深入也。又曰：湿之中人也，先从足始，此则自下而之上，无分左右者也。但内风素胜之人，偏与外风相召；内湿素胜之人，偏与外湿相召。内风之人，大块之噫气未动，而身已先伤。内湿之人，室中之础磉❶未润，而体已先重。是以治病必从其类也。从外入者，以渐而驱之于外。从下上者，以渐而驱之于下。若任其一往不返，安贵其为治乎！

又问曰：从外入者，驱而之外；从下上者，驱而之下，骤闻令人爽然，不识古法亦有合欤！答曰：此正古人已试之法，但未挈出，则不知作者之意耳！如治风大小续命汤，方中桂、附、苓、术、麻、防等药，表里庞杂，今人见为难用。不知用附、桂者，驱在里之邪也；用苓、术者，驱在中之邪也；而用麻、防等表药独多者，正欲使内邪从外而出也。至于病久体虚，风入已深，又有一气微汗之法，一旬微利之法，平调半月十日，又微微驱散，古人原有规则也。至于治痰之规则，不见于方书。如在上者，用瓜蒂散、栀豉汤等方；在左者，用龙荟丸；在右者，用滚痰丸，以及虚人用竹沥达痰丸；沉寒锢冷用三建汤之类，全无奥义。岂得心应手之妙，未可传之纸上耶！吾今为子辈传之。盖五味入口，而藏于胃。胃为水谷之海，五脏六腑之总司。人之食饮太过，而结为痰涎者，每随脾之健运，而渗灌于经隧，其间往返之机，如海潮然，脾气行则潮去，脾气止则潮回。所以治沉锢之法，但取辛热，微动寒痰，已后止而不用，恐痰得热而妄行，为害不浅也。不但痰得热而妄行，即脾得热而亦过动不息，如潮之有去无回，其痰病之决裂，可胜道哉！从来服峻补之药者，深夜亦欲得食，皆不知其故，反以能食为庆，曾不思爱惜脾气，令其昼运夜息，乃可有常。况人身之痰，既由胃以流于经隧，则经隧之痰，亦必返之于胃，然后可从口而上越，从肠而下达，此惟脾气静息之时，其痰可返。故人有痰症者，早食午食而外，但宜休养。脾气不动，使经隧之痰，得以返之于胃，而从胃之气上下，不从脾之气四达，乃为善也。试观人痰病轻者，夜间安卧，次早即能呕出泄出。痰病重者，昏迷复醒，反能呕出泄出者，岂非未曾得食，脾气静息，而予痰以出路耶！世之喜用热药峻攻者，能知此乎？噫，天下之服辛热，而转能夜食者多矣，肯因俚言而三思否。

胡卣臣先生曰：知之深，故言之详。然皆根据《内经》，而非创说。又自有神悟，而非袭说。余向者极叹服王宇泰、缪仲淳，真是齐人知管晏耳。

【注释】

❶础磩：旧时建筑屋柱下之石墩。

【赏析】

喻氏在最后两段答门人问时，针对治痰之法，提出了自己的观点。其认为饮食太过，脾失其运，结为痰涎，而渗灌于经隧，故治痰用辛温之药时，当中病即止或少量使用，否则"痰得热而妄行"，"脾得热而亦过动不息"，为害不浅也。故喻氏告诫大家，"服峻补之药者"，当节制饮食，使脾气能更多地用于运化痰涎，这样才有利于病情的恢复。此与"论钱太封翁足患不宜用热药再误"之案的说法类似。

案49　治叶茂卿小男奇证效验并详诲门人

叶茂卿乃郎，出痘未大成浆，其壳甚薄，两月后尚有着肉不脱者。一夕腹痛，大叫而绝。余取梨汁入温汤灌之，少苏。顷复痛绝，灌之复苏。遂以黄芩二两煎汤，和梨汁与服，痛止。令制膏子药频服，不听。其后忽肚大无伦，一夕痛叫，小肠突出脐外五寸，交纽各二寸半，如竹节壶顶状，茎物绞折长八九寸，明亮如灯笼，外症从来不经闻见，余以知之素审，仍为治之。以黄芩、阿胶二味，日进十余剂，三日后始得小水，五日后水道清利，脐收肿缩而愈。门人骇而问曰：此等治法，顽钝一毫莫解❶，乞明示用药大意。答曰：夫人一身之气，全关于肺，肺清则气行，肺浊则气壅。肺主皮毛，痘不成浆，肺热而津不行也。壳着于肉，名曰甲错。甲错者多生肺痈。痈者壅也，岂非肺气壅而然与。腹痛叫绝者，壅之甚也。壅甚则并水道亦闭，是以其气横行于脐中，而小肠且为突出。至于外肾弛长，尤其剩事矣。吾以黄芩、阿胶清肺之热，润肺之燥，治其源也。气行而壅自通，源清斯流清矣！缘病已极中之极，惟单味多用，可以下行取效，故立方甚平，而奏功甚捷耳。试以格物之学，为子广之。凡禽畜之类，有肺者有尿，无肺者无尿。故水道不利而成肿满，以清肺为急。此义前人阐发不到，后之以五苓、五皮、八正等方治水者，总之未悟此旨。至于车水放塘，种种劫夺膀胱之剂，则杀人之事矣！可不辨之于蚤❷欤。

赵我完孝廉次郎，秋月肺气不能下行，两足肿溃，而小水全无，脐中之痛，不可名状。以手揉左，则痛攻于右，揉右则痛攻于左。当脐揉熨，则满脐俱痛，叫喊不绝。利水之药，服数十剂不效。用敷脐法，及单服琥珀末至两许，亦不效。昌见时弥留已极，无可救药矣。伤哉！

胡卣臣先生曰：凡求同理者，必不求同俗。嘉言之韬光匿采，宁甘讪谤。曾不令人窥识者，无意求之而得，闻之而有不心折者耶！

【注释】

❶顽钝一毫莫解：愚笨得一点也不清楚。

❷蚤：蚤，通"早"。

【赏析】

本案叶氏之子病腹痛，发于出痘之后，只可惜"痘未大成浆"，喻氏认为此乃"痘不成浆，肺热而津不行"之故。肺主一身之气，肺清则气行，肺浊则气壅；肺亦为水之上源，有通调水道之功。患者肺有蕴热，因此气机壅滞，水道失调，故而腹部胀痛，小便全无，甚者"小肠突出其外五寸"，无比骇人。病在初起时，喻氏以黄芩煎汤合梨汁给患者灌服，以清肺热、润肺燥，效果颇佳。只可惜患者未能遵从医嘱，延误病情，导致病情加重。随后，患者虽"肚大无伦"，疼痛难忍，喻氏仍宗先前大法，仍用黄芩、阿胶"清肺之热，润肺之燥"，以治其源，并采用日夜不间断服药的方式，终于腹肿小，小便通利，"脐收肿缩而愈"。本案喻氏摒弃行气利水消肿之常规治法，辨证准确，用药简捷，疗效奇佳，令人叹为观止！

"痘"一般指天花，此病在建国以前多发，现已绝迹。虽然当今临床上无天花后遗症而导致的肿满及小便不利的症状出现，但喻氏从肺热辨治肿满的思路可供我辈之人参考。

案50　议沈若兹乃郎肠危证并治验

沈若兹乃郎，因痘后食物不节，病泻。泻久脾虚，病疟。遂尔腹痛胀大，三年来服消导药无算，腹胀及泻利总不愈。去岁迎医，服参苓白术稍效，医去仍复如故。病本腹胀，更兼肠澼。肠澼者，大肠之气，空洞易走，胃中传下之物，总不停留。澼出无度，腥水不臭，十中五死五生之症也。今则病势转深，又加四逆矣。暮热朝凉，一逆也；大渴引汤救急，二逆也；气喘不能仰睡，三逆也；多汗烦躁不宁，四逆也。无病人腹中之气，运转收摄，是以身体轻快，大便省约。今为久泻，遂至气散不收。腹之胀，肠之鸣，便出之不自知，皆此故也。气既散而不收，又服行气利水之药，不愈增其散乎！无病人身中营卫，两无偏胜，故阳胜则发热，阴胜则恶寒，病疟之时，寒热交作，犹是阴阳互战，迨泻久亡阴，整夜发热，一线之阴，为阳所乘，求其相战，不可得矣！内水亏竭，燎原之火自焚，不得不引外水以济急。然有形之水，不足以制无形之火，徒增胀泻，而重伤其阴气耳。医不清其源，以香燥之药，助火劫阴，如官桂、肉豆蔻等类，用之误矣。夫男子气海在于脐下，乃元气之舍，性命之根也。久泻则真气亦散，势必上干清道，而不下行。鼻中鼾鼾有声，不能仰卧，是其征也。夫此已散之气，必不能复归其处，但冀未散之气，不致尽散则可耳。屡服木香、槟榔、苏子、腹皮、厚朴等降气之药，尤误之误矣。至于汗出烦躁，则阴气虚尽，孤阳亦不能久留之兆也。总如岁运，有温热无寒凉，有生长无收藏，人物能免夭札疵疠❶乎！于此而图旋转❷之功，亦难之难矣！若兹见案，转托戚友，强恳用药，因以清燥润肺为主，阿胶、地黄、门冬等类同蜜熬膏三斤，渠男三年为药所苦，得此甘味，称为糖也。日争十余次服之，半月药尽，遂至大效。身凉气平，不渴、不烦、不泻，诸症俱退，另制补脾药末善后，全愈。

胡卣臣先生曰：久泻而用润药，与症相反，而究竟相宜。议病时先辟三种治法之误，已隐隐见大意矣。与吴吉长乃室治验，参看自明。

【注释】

❶疵疠：指灾害、疾病。

❷旋转：指挽回。

【赏析】

此案喻氏对沈氏之子病泻之证，分析透彻，辨证准确。患者久病泄泻，脾气亏虚，"气散不收"，故腹胀而更兼"便出之不自知"（即肠澼）；久泻伤阴，故夜热早凉，这是阴虚的典型表现；阴虚内热，虚故引水自救，然邪热不清，即使饮水再多亦不能解渴；久泻元气涣散，上逆而干清窍，肺气不利，故气喘不能仰卧；阴液大伤，阳无依附，故多汗烦躁不宁。因此，凡行气降气、香燥助火之药皆当禁用或慎用，当以滋阴润燥为急，故喻氏用"阿胶、地黄、门冬等类同蜜熬膏"与服。阿胶、生地黄、麦门冬等有滋阴降火之效，辅以蜂蜜甘缓熬膏，能使药物停留在胃肠时间较长，可更好地发挥其功效。患者服药半月后，"遂至大效"，"诸症俱退"。然泄泻之病位总归在脾胃，脾气不运，则气血不生，津液不布，故喻氏"另制补脾药末善后"，果获全愈。

本案治泄泻之法，与先前喻氏用清热润燥之药治疗吴吉长乃室咳嗽兼泻利之案相似。前案以肺燥为主，燥热不解而循经下奔大肠导致泻利不止，咳嗽之症明显，故以清肺热为主兼以润燥；本案以阴伤内燥为急，兼有脾气虚损，泻利腹胀之症较重，故先治以滋阴润燥之法，再辅以补脾益气之药以善后。

案51　辨治杨季登二女奇证奇验

杨季登二女，俱及笄将字❶。长女病经闭年余，发热食少，肌削多汗，而成瘵怯。医见汗多，误为虚也，投以参术，其血愈锢。余诊时见汗出如蒸笼气水，谓曰此症可疗处，全在有汗。盖经血内闭，止有从皮毛间透出一路，以汗亦血也。设无汗而血不流，则皮毛干槁而死矣！宜用极苦之药，以敛其血入内，而卜通于冲脉，则热退经行，而汗自止，非补药所能效也。于是以龙荟丸日进三次，月余忽觉经血略至，汗热稍轻，始减前丸，只日进一次。又一月，经血大至，淋漓五日，而诸病全瘥矣。第二女亦病多汗，食减肌削。诊时手间筋掣肉颤，身倦气怯。余曰：此大惊大虚之候，宜从温补者也。遂于补剂中多加茯神、枣仁，投十余剂，全不对病。余为徘徊治法，因自讦❷曰：非外感也，非内伤也，非杂症也，虚汗振掉不宁，能受补药，而病无增减，且闺中处子❸，素无家难，其神情浑似丧败之余，此何故耶？忽而悟曰：此必邪祟之病也，何为其父不言？甚有可疑。往诊问其面色，曰时赤时黄。余曰：此症确有邪祟，附入脏腑，吾有神药可以驱之。季登才曰：此女每晚睡去，口流白沫，战栗而绝，以姜汤灌至良久方苏，挑灯侍寝防之，亦不能止。因见所用安神药甚当，兼恐婿家传闻，故不敢明告也。余曰：何不蚤❹言，吾一剂可愈。乃以犀角、羚羊角、龙齿、虎威骨、牡蛎粉、鹿角霜、人参、黄芪等药合末，令以羊肉半斤，煎取浓汁三盏，尽调其末，一次服之，果得安寝，竟不再发，相传以为神异。余盖以祟附于身，与人之神气交持，亦逼处不安，无隙可出，故用诸多灵物之遗形，引以羊肉之羶，俾邪祟转附骨角，移从大便而出，仿上古遗精变气祝由❺遗事，充其义耳。吾乡熊仲纾先生幼男去疾，髫龄❻患一奇症，食饮如常，但脉细神呆，气夺色夭。仲翁曰：此何病也？余曰：病名淹牒。左传所谓近女室晦❼，即是此病。彼因近女，又遭室晦，故不可为。令郎受室晦之邪，而未近女，是可为也。即前方少加牛黄丸，服旬日而安。今壬午去疾已举孝廉矣！

胡卣臣先生曰：辨症用药，通于神明，究莫测其涯涘！

【注释】

❶及笄（jī）将字：笄，古代盘头发或别住帽子用的簪子；及笄，指女子成年；将字，过去未出嫁的女子有待字闺中的说法，此指将要出嫁。

❷自讦（jié）：讦，揭发短处。自讦，自己揭发自己的短处。此指暗自责问在辨治中存在的问题。

❸处子：指未婚女子。

❹蚤：蚤，通"早"。

❺祝由：古代求神画符治病者，称祝由科。

❻髫（tiáo）龄：髫，七岁约髫。髫龄，泛指幼年。

❼近女室晦：近女室，指近女色；晦，夜晚。近女室晦，此谓房事过度则必感疾患。出自《左传·昭公元年》："是谓：'近女室……晦淫惑疾，明淫心疾。'"

【赏析】

本案杨氏有二女，但二者所患病情不同。长女患经闭年余，表现为"发热食少，肌削多汗，而成痨怯"之症，因此前医误为虚证，用参、术补之而罔效。及至喻氏诊治，认为此非虚证，实乃邪热内阻所致，故用苦寒泄热之法，使煎熬经血之内热，导其下行，则发热汗出可除，经血可通。喻氏所用之药为龙荟丸，据考证，应为元·朱丹溪《脉因证治》书中所载之方，由柴胡、甘草、青皮、黄连、大黄、当归、木香、草龙胆、芦荟、川芎等药物组成，方中柴胡、青皮、木香疏肝解郁，行气破滞；黄连、大黄、草龙胆、芦荟清泄肝胃之郁热；当归、川芎养血活血。全方共奏清泄郁热，养血行气之功。因此，患者服丸药两月余则"经血大至，淋漓五日，而诸病全瘳矣"。本案喻氏认为患者经血内闭，汗出是经血外出的另一种表现形式，"以汗亦血也"，"无汗而血不流"，这种"血汗同源"的说法可供大家参考。

本案的第二个案例乃杨氏二女，表现为"多汗，食减肌削"，"筋掣肉颤，身倦气怯"。喻氏初始断定此为"大惊大虚之候"，用温补之法，并加茯神、枣仁等养心安神之药，结果并无寸效。后喻氏通过分析及询问患者父亲方知该女乃"邪祟之病"，是"祟附于身，与人之神气交持"所致。邪祟之说缘于人类早期，那时人类蒙昧无知，对于疾病本质还不了解，将其归咎于神鬼邪祟，于是巫医祝由应运而生。虽然之后人类通过不断实践，对于疾病的认识有所提高，巫医祝由随之而消亡，但由于时代及科学的局限，当时的人们对某些疾病的发生仍然无法解释清楚。此时，喻氏针对患者无任何诱因而导致的"口流白沫，战栗而绝"的症状，无法解释，只能臆想，将其归为"邪祟"，亦属无奈之举。现在看来，此等说法实属荒诞。但不可否认的是，喻氏所用方药，起到了很好的效果。其用犀角、羚羊角、龙齿、虎威骨、牡蛎粉、鹿角霜、人参、黄芪等药合末，用羊肉熬汤调服药末而使患者病愈。该药具有扶正祛邪，安神定志，平肝熄风的作用，果属肝风内动、正虚邪实而导致的神志异常类病证，确能收到良好效果。

案52　直叙顾谉明二郎三郎布痘为宵小所误

顾谉明公郎种痘，即请往看。其痘苗淡红磊落，中含水色，明润可爱，且颗粒稀疏，如晨星之丽天。门下医者，先已夸为状元痘。昌未知也，踌躇良久，明告曰：此痘热尚未退，头重颈软，神躁心烦，便泄青白，全自一团时气外感，兼带内虚，若用痘门通套药，必危之道也，谉明毫不动念。适值二尹请同挨户查赈饥民，出街亲董其事。余忙造其契戚家谓曰：我观谉明公郎在家布痘，而精神全用于赈饥，虽仁人长者之事，然此等处，他人可代，乃自任不辞。明明言之，绝不回顾，此必有医者夸美献谀，而信之笃耳！不然岂有倒行逆施之理哉！此痘必得一二剂药，先退其外感，则痘不治自痊。若迟二三日，缓无及矣。相烦速往朝阳门内外追寻，直述鄙意。其戚闻言即往，余亦回寓修书投之，其辞激切，不避嫌疑。傍晚一仆携回书至，掷于几上，忿忿而去。余以为谉明之见责也。折视，则云尊翁大人，必欲得方，始肯服药。余即定一方，并详论方中大意，令僮辈赍送。僮辈窃谓余之不智也，一日三四次奔走大人之门，是自忘其耻辱矣。吁嗟！余岂不自爱，但当群小蒙蔽时，倘得一拨立转，所全颇钜。于是亲送其方至门，内户已扃，阍人❶收之，次早送进。余暗地独行，往返六里，以图心安。次日再托其戚，促之进药，则云既是状元痘，何必服药耶！此后即欲一造其庭，未由矣。吁嗟！朝廷之上，任者议者，不妨互用。使余得与其侧，此儿即不服药，亦必无死法。盖感症在身，而以虾鱼鸡笋发痘之物杂投，误上加误，适所以促其亡耳！才至六日而坏，正应感症坏期。若痘出既美，即有意外变症，亦在半月一月矣。越二日，三公郎即发热布痘，仍夹时气外感，仍用前医，仍六日而坏。旬日间两儿为一医所杀，谍明引为己辜，设局❷施药于城隍庙。余偶见之，蹙然曰：盛德之人，恐惧修省❸，皇天明神，岂无嘿庇，然赏善自应罚恶，而杀儿之医，宁无速夺其算耶！一夕此医暴亡，余深为悚惕，然尚有未畅者，左右之宵人，未尝显诛也。

胡卣臣先生曰：谗谄蔽明，邪曲害正，今古一辙。而幽愤所至，真足以动鬼神之吉凶。

【注释】

❶阍（hūn）人：指守门人。

❷设局：此指设置一所施药济贫的药局。

❸修省：修身自身，即自己检查自己的过失。

【赏析】

用种痘来预防天花，是人类第一次能够自己控制和预防一种急性传染病的创举。然而在清代，种痘尚有一定的危险性。本案顾氏有两子，均死于接种之后。但如案中所讲，如果顾氏及早接受了喻氏的治疗方案，这种悲剧本可避免。从顾氏二郎种痘后的表现上来看，喻氏认为此属痘热未退，夹有时气外感，兼带内虚之证，此时治当"先退其外感"，或兼以辅助正气之药，"则痘不治自痊"。如使用"痘门通套药"，必致危险境地。只可惜顾氏听取了门下医者的阿谀奉承之词，未予重视，贻误了病情，最终二郎、三郎接连因此"六日而坏（亡）"。

本案值得称道的是喻氏高尚的医德，为了挽救顾氏儿子的性命，不惜"一日三四次奔走大人（顾氏）之门"，并反复造访其亲戚，劝说顾氏早作治疗，虽然顾氏仆人对其态度恶劣，但仍不为所动，这种悲天悯人、普救含灵的大医之风值得我们当今的医务工作者学习！

案53　论刘筠枝长郎失血之证

筠翁长郎❶病失血，岁二三发。其后所出渐多，咳嗽发热，食减肌削，屡至小康，不以为意。夏秋间偶发寒热如疟状，每夜达曙❷，微汗始解。嗣后寒热稍减，病转下利。医谓其虚也，进以参术，胸膈迷闷，喉音窒塞，服茯苓、山药预收红铅❸末，下黑血块数升，胸喉顿舒，面容亦转。筠翁神之，以为得竹破竹补之法也。加用桂附二剂，于是下利一昼夜十数行，饮食难入，神识不清，病增沉剧。仆❹诊其脾脉大而空，肾脉小而乱，肺脉沉而伏。筠翁自谓知医，令仆疏方，并问此为何症？仆曰：此症患在亡阴，况所用峻热之药，如权臣悍帅，不至犯上无等不已。行期❺在立冬后三日，以今计之，不过信宿❻，无以方为也。何以言之？经云：暴病非阳，久病非阴。则数年失血，其为阳盛阴虚无疑。况食减而血不生，渐至肌削而血日槁。虚者益虚，盛者益盛，势必阴火大炽，上炎而伤肺金，咳嗽生痰，清肃下行之令尽壅。由是肾水无母气以生，不足以荫养百骸，柴栅瘦损。每申酉时洒淅恶寒，转而热至天明，微汗始退。正如夏日炎蒸，非雨不解。身中之象，明明有春夏无秋冬。用药方法，不亟使金寒水冷，以杀其势，一往不返矣。乃因下利误用参术补剂，不知肺热已极，只有从皮毛透出一路。今补而不宣，势必移于大肠，所谓肺移热于大肠，传为肠澼者是也。至用红铅末下黑血者，盖阳分之血，随清气行者，久已沤出。其阴分之血，随浊气行至胸中，为膜原所蔽，久瘀膈间者，得经水阴分下出之血，引之而走下窍，声应气求之妙也。久积顿宽，面色稍转，言笑稍适者，得其下之之力，非得其补之之力也。乃平日预蓄此药，必为方士所惑。见为真阳大药，遂放胆加用。桂附燥热，以尽劫其阴，惜此时未得止之。今则两尺脉乱，火燔而泉竭。脾胃脉浮，下多阴亡，阳无所附。肺脉沉伏，金气缩敛不行。神识不清，而魄已先丧矣！昔医云：乱世溷浊❼，有同火化。夫以火济火，董曹❽乘权用事，汉数❾焉得不终耶！

胡卣臣先生曰：论症论药，俱从卓识中流出，大有关系之作。

【注释】

❶长郎：即长子。

❷达曙：指到天亮的时候。

❸红铅：此处指妇女的月经或其炼取物。古代术士认为是长生不老之药。明·李时珍《本草纲目·人·妇人月水》："月经，经者，常也，有常轨也。天癸者，天一生水也。邪术家谓之红铅，谬名也。"

❹仆：我之谦称，指喻嘉言自己。

❺行期：指死亡之期。

❻信宿：指两夜。《水经注·江水》："流连信宿，不觉忘反。"

❼溷（hùn）浊：指混乱污浊。

❽董曹：指董卓、曹操。

❾汉数：指汉朝气数或命运。

【赏析】

本案刘氏长子病失血之证，据喻氏分析，为阴虚阳盛之证。何以知然？喻氏认为患者病失血数年，每年发作二三次，病久必定耗伤阴血，阴虚则生内热。况且患者食减肌削，阴血化生不足，而导致"阴火大炽，上炎而伤肺金，"故而咳嗽发热。肺热内盛，无宣泄之出路，遂移热于大肠，出现下利之证。此时当用育阴清热之法治之。而前医误认为患者内虚，用参、术补剂，致使内热更盛，肺气不利，气机壅滞，故而"胸膈迷闷，喉音窒塞"。医者后又用茯苓、山药、红铅末与服，下"黑血块数升"。喻氏认为之所以下瘀血，与红铅末有关。红铅末乃旧时妇女月经干燥后的物质，江湖术士认为其有长生不老之效，而喻氏认为其能引阴分之瘀血下行，"非得其补之之力也"。再加上山药益气养阴，茯苓补脾利湿，故而内热稍减，气机稍畅，因此"胸喉顿舒，面容亦转"。此时医者误认为患者病情稍转，乃红铅之补药所致，"真阳大药，遂放胆加用"。"加用桂附二剂"，致使燥热盛极，肾阴枯竭，有阴阳离决之险。病已至此，喻氏也回天乏术，"无以方为也"，并告知刘氏患者气数将尽，可能就在这两天死亡。

本案读后令人惋惜，初始病情不重，病不致死。而当时庸医不加细察，一误再误，导致病情不断恶化，遂致患者处于万劫不复之境。这也使我们想起了仲景告诫医生的一句话："一逆尚引日，再逆促命期。"

案54　论钱小鲁嗜酒积热之证

钱小鲁奕秋❶之徒也，兼善饮，每奕必饮，饮必醉，岁无虚日。辛巳秋，浩饮晚归，呕吐寒热兼作，骨节烦疼，医以时行感冒表散药治之，不愈。更医知为酒毒，于寒凉药中用热药为乡导，治之亦不愈。卧床二十余日，始请余诊。其脉洪大促急，身㷀❷着席不能动展，左腿痛如刀刺，鼻煤。从病起至是，总不大便，此痛疽之候也。归语两门人，王生欣然有得，曰：迄今燥金司令，酒客素伤湿热，至此而发。金盛则木衰，是以筋骨疼痛，而不能起于床。脏燥而腑亦燥，是以津液干枯，而大肠失其润，以清金润燥治之可矣。吴生曰：不然，酒毒大发，肠胃如焚，能俟掘井取水乎！是必以大下为急也。余曰：下法果胜，但酒客胃气，素为多呕所伤，药入胃中，必致上壅，不能下达，即敷脐导肠等法，无所用之。掘井固难，开渠亦不易。奈何奈何！吾为子辈更开一窦。夫酒者清冽之物，不随浊秽下行，惟喜渗入者也。渗入之区，先从胃入胆。胆为清净之府，同气相交故也，然胆之收摄无几。其次从胃入肠，膀胱渗之，化溺为独多焉。迨至化溺，则所存者酒之余质，其烈性实惟胆独当之。每见善饮者，必慢斟缓酌，以俟腹中之渗。若连飞数觥❸，有倾囊而出耳。是以酒至半酣，虽懦夫有挥拳骂座之胆；虽窭人❹有千金一掷之胆；虽狷士❺有钻穴逾垣之胆；甚至凶徒有抚剑杀人之胆。以及放浪形骸之流，且有一饮数斛，不顾余生之胆。以小鲁之赤贫，而胆不丧落者，夫非藉资于酒乎？其受病实有较他人不同者。盖胆之腑，原无输泻。胆之热，他人可移于脑，浊涕从鼻窍源源而出，亦少杀其势。若小鲁则阳分之阳过旺，阳分之阴甚衰，发鬓全无，直似南方不毛之地，热也极矣！肯受胆之移热乎？幸其头间多汗，脑热暗泄，不为大患。乃胆热既无可宣，又继以酒之热，时之燥，热淫内炽，脉见促急，几何不致极惫耶！故胆之热汁满而溢出于外，以渐渗于经络，则身目俱黄，为酒瘅之病，以其渗而出也。可转驱而纳诸膀胱，从溺道而消也。今独攻环跳之穴，则在胆之本属，可无驱矣。且其步履素为此穴所苦也，受伤已久，气离血散，热邪弥满留连。服药纵多，有拒而不纳耳。何能取效？即欲针之，此久伤之穴，有难于抉泻者。设遇良工如古人辈，将何法以处此乎？吾更有虑焉。有身以后，全赖谷气充养，谷气即元气也。谷入素少之人，又即藉酒为元气。今以病而废饮，何所恃为久世之资耶？吾谛思一法，先搐脑中黄水出鼻，次针胆穴之络脑间者数处，务期胆中之热，移从脑鼻而出。庶乎环跳穴中，结邪渐运，而肠胃之枯槁渐回，然后以泻胆热之药入酒中，每日仍痛饮一醉。饮法同而酒性异，始得阴行而妙其用。盖其以生平之偏，造为坚垒，必藉酒为乡导，乃克有济也。岂清金润燥与下夺之法，能了其局乎？两生踊跃曰：蒙诲治法，令人心地开朗，请笔之以志一堂授受之快。录此付渠子❻，令送商顾幼疏孝廉求救。小鲁竟阻之，或以余言为不然耶。

胡卣臣先生曰：先写全神，后论治法，大是奇观。

【注释】

❶奕秋：奕，指棋艺。指古时下棋高手。

❷耎：软弱，柔弱。

❸觥：古代酒器，腹椭圆，上有提梁，底有圈足，兽头形盖，亦有整个酒器作兽形的，并附有小勺。

❹窭（lóu）人：指穷苦人。

❺狷（juàn）士：指洁身自好的人。

❻渠子：指钱小鲁之子。

【赏析】

本案钱氏初起寒热兼作，骨节烦疼，前医作感冒治疗罔效；后医以酒毒论治，亦无效。及喻氏诊，发现患者"脉洪大促急，身耎着席不能动展，左腿痛如刀刺，鼻煤"，"不大便"，断定其为痈疽之候。谈及治法，喻氏的两个徒弟各抒已见。王氏认为此证乃时令之燥邪与患者体内湿热之气相合，为金盛木衰之证，可用清金润燥之法；吴氏则认为此乃"酒毒大发，肠胃如焚"之证，当急下之。二人之说都有一定道理，喻氏形象的将其治法比喻为"掘井"和"开渠"，但这两种治法都不能从全局着眼。

喻氏认为酒为清冽之物，喜渗入。渗入的途径主要有两条，一是从胃入胆，二是从胃入肠，再入膀胱。钱氏长期大量饮酒，导致湿热、胆热俱盛，再加上时令之燥邪，故"热淫内炽，脉见促急"。胆热无处宣泄，而独攻环跳穴（胆经之穴），故左腿痛如刀刺。针对此证，喻氏认为可分几步治疗：一，先用药"搐脑中黄水出鼻"；二，针刺络脑之胆穴，使"胆中之热，移从脑鼻而出"；三，以酒为向导，将"泻胆热之药入酒中，每日仍痛饮一醉"。如此，则邪热尽去矣。

本案喻氏总体的治法是正确的，但唯有将"泻胆热之药入酒中"，仍让患者痛饮的做法似乎欠妥。患者的病根就在于大量饮酒，胆热、湿热内盛是其本质，二者沆瀣一气，故在泻胆热的同时，当禁止患者饮酒，如此才能从根源上截断病势发展。当然，笔者说法未必正确，可供大家参考。

案55　面论李继江痰病奇证

李继江三二年来，尝苦咳嗽生痰，胸膈不宽。今夏秋间卧床不起，濒亡者再。其人以白手致素封❶，因无子自危，将家事分拨，安心服死。忽觉稍安，亦心死则身康之一征也。未几仍与家事，其病复作。然时作时止，疑为不死之病也。闻余善议病，托戚友领之就诊。见其两颐旁，有小小垒块数十高出，即已知其病之所在。因诘之曰，尔为何病？曰：咳嗽。曰：嗽中情状，试详述之。曰：内中之事，愚者不知，是以求明耳！余为哂❷曰：尔寒暑饥渴，悉不自知耶！观尔脉盛筋强，必多好色，而喜任奔走，本病宜发痈疽，所以得免者，以未享膏粱之奉。且火才一动，便从精孔泄出耳！然虽不病痈，而病之所造，今更深矣！尔胸背肩髃间，巉岩❸如乱石插天，栉比如新笋出土，嵌空如蜂莲之房，芒锐如棘栗之刺，每当火动气升，痰壅紧逼之时，百苦交煎，求生不生，求死不死，比桁杨❹之罪人十倍过之，尚不自知耶！渠❺变容顿足而泣曰：果实如此，但吾说不出，亦无人说到耳。昔年背生痈疖，幸未至大害。然自疖愈，咳嗽至今，想因误治所成，亦未可知。余曰：不然。由尔好色作劳，气不归元，腾空而上，入于肝肺散叶空隙之间，膜原之内者，日续一日，久久渐成熟路，只俟肾气一动，千军万马，乘机一时奔辏❻，有入无出，如潮不返。海潮兼天涌至，倘后潮不熄，则前后古今，冤于此病者，不知其几。但尔体坚堪耐，是以病至太甚，尚自无患，不然者久已打破昆仑关❼矣。尔宜归家休心息神，如同死去，俾火不妄动，则痰气不为助虐，而胸背之坚垒，始有隙可入。吾急备药，为尔覆巢捣穴，可得痊也。渠骇然以为遇仙，托主僧请以五金购药，十金为酬而去。次日复思病未即死，且往乡征租，旬日襄事❽，购药未迟。至则因劳陡发，暴不可言，痰出如泉，声响如锯，面大舌胀，喉硬目突，二日而卒于乡，真所谓打破昆仑关也。其人遇而不遇，亦顾家罔顾身之炯戒矣！治法详阴病论。

胡卣臣先生曰：论病从外灼内，因流识源，精鉴全非影响。

【注释】

❶素封：无官爵封邑而富比封君的人。《史记·货殖列传》："今有无秩禄之奉，爵邑之入，而乐与之比者，命曰'素封'。"

❷哂（shěn）：指微笑。

❸巉（chán）岩：指高而险的山岩。

❹桁杨：桁，音héng。指古代用于套在囚犯脚或颈的一种枷。《庄子·在宥》："今世殊死者相枕也，桁杨者相推也，刑戮者相望也。"

❺渠：方言，指他、她、它。

❻辏（còu）：指车轮的辐聚集到中心，引申为聚集。

❼打破昆仑关：典故出自沈括《梦溪笔谈》。公元1052（北宋皇佑四年），广源州壮族首领侬智高起兵反宋，宋王朝任命狄青为枢密副使，率兵征讨广南。当时，侬智高据守昆仑关，力图恃险固守。因此，夺取昆仑关就成

了宋军南进的关键。狄青利用节日时机，布下迷阵，声称要在军中大宴将领三夜，但却在第二夜宴会中途突然退席，暗地率领军队偷袭昆仑关成功。这里借喻元气消亡。

❽襄事：指办成事情。明·宋应星《天工开物·膏液》："天道平分昼夜，而人工继晷以襄事。"

【赏析】

本案从李氏临死前发作的情形来看，应该属于哮喘重证。喻氏认为李氏病咳喘的原因与其好色作劳，气不归元，上入于肝肺散叶空隙之间，协同壅盛之痰邪，致使肺气不利而作喘有关。由此可见，病变的主要脏腑在肺、脾、肾三脏。喻氏虽未言治法，但据此而推知，主要还是从宣肺平喘、健脾化痰、补肾纳气等方面着眼。只可惜李氏未能及时服药及静养，延误病情，因劳复发，抱病而亡。所以，中医治病除了医生辨治准确以外，关键还在于患者的配合。常言道"三分治，七分养"，说的就是这个道理。

案56　吴添官乃母厥巅疾及自病真火脱出治验

吴添官生母，时多暴怒，以致经行复止。入秋以来，渐觉气逆上厥，如畏舟船之状，动辄晕去，久久卧于床中，时若天翻地覆，不能强起，百般医治不效。因用人参三五分，略宁片刻。最后服至五钱一剂，日费数金，意图旦夕苟安，以视稚子。究竟家产尽费，病转凶危，大热引饮，脑间有如刀劈，食少泻多，已治木无他望矣。闻余返娄，延诊过，许以可救，因委命以听焉。余以怒甚则血菀于上，而气不返于下者，名曰厥巅疾。厥者逆也，巅者高也。气与血俱逆于高巅，故动辄眩晕也。又以上盛下虚者，过在少阳。少阳者，足少阳胆也。胆之穴皆络于脑，郁怒之火，上攻于脑，得补而炽，其痛如劈，同为厥巅之疾也。风火相煽，故振摇而热蒸；土木相凌，故艰食而多泻也。于是会《内经》铁落镇坠之意，以代赭石、龙胆草、芦荟、黄连之属，降其上逆之气；以蜀漆、丹皮、赤芍之属，行其上菀之血；以牡蛎、龙骨、五味之属，敛其浮游之神。最要在每剂药中，生入❶猪胆汁二枚。盖以少阳热炽，胆汁必干。亟以同类之物济之，资其持危扶颠之用。病者药一入口，便若神返其舍，忘其苦口，连进十余剂，服猪胆二十余枚，热退身凉，饮食有加，便泻自止，始能起床行动数步，然尚觉身轻如叶，不能久支。仆恐药味太苦，不宜多服，减去猪胆及芦龙等药，加入当归一钱，人参三分，姜枣为引，平调数日而全愈。母病愈而添官即得腹痛之病，彻夜叫喊不绝，小水全无。以茱连汤加玄胡索投之，痛始安。又因伤食复发，病至二十余日，肌肉瘦削，眼胞下陷，才得略宁。适遭家难，症变壮热，目红腮肿，全似外感有余之候。余知其为激动真火上焚，令服六味地黄加知柏三十余剂，其火始退。退后遍身疮痏❷黄肿，腹中急欲得食，不能少待片顷，整日哭烦。余为勉慰其母曰：旬日后腹稍充，气稍固，即不哭烦矣。服二冬膏而全瘳。此母子二人，皆极难辨治之症，竟得相保，不大快哉！

胡卣臣先生曰：二病最多，此案深足嘉惠来学。

【注释】

❶生入：此指将新鲜的猪胆汁加入汤剂中。

❷疮痏：疮毒。

【赏析】

本案吴氏之母患晕厥之病，喻氏认为乃胆火上炎，气血逆行于上所致。《素问·生气通天论》言："大怒则形气绝，而血菀于上，使人薄厥。"患者平时多暴怒，肝胆之火较盛，后多次服用人参甘温之品，助长胆火，邪热内盛，耗伤阴液，故而大热引饮；胆之穴皆络于脑，郁怒之火，上攻于脑，得补而炽，其痛如劈；胆木热盛，乘克脾土，脾虚失运，清气下陷，故食少泻多。喻氏仿《内经》铁落镇坠之意，用龙胆草、芦荟、黄连清泻肝胆之火，重镇之代赭石降上逆之气；用蜀漆、丹皮、赤芍清热凉血、活血散瘀，兼以祛痰；用牡蛎、龙骨、五味子潜镇安神；用咸苦寒之生猪胆汁，辅助龙胆草等药清泻肝胆实火。患者连进十余剂，"热退身凉，饮食有加，便泻自止"，说明辨证准确，乃病情好转之象。然毕竟苦寒太过，恐伤正气，再加上久病不愈，气血虚损，喻氏又减去猪胆汁、龙胆草、芦荟等药，加当归、人参补益气血，扶助正气。此即仲景中病即止的体现。

案中吴氏所得腹痛之病，"因伤食复发，病至二十余日，肌肉瘦削，眼胞下陷，才得略宁"，后"症变壮热，目红腮肿，全似外感有余之候"，但此时并非外感之候。外感多病在初起，而此时病程较长，且又无外感之病程，故喻氏认为吴氏乃"真火上焚"之证，采用六味地黄汤加知母、黄柏三十余剂滋阴清热，后又以二冬膏（天冬、麦冬）以收全功。此即"壮水之主，以制阳光"的具体体现。

案57　论体盛绝孕治法

一友继室❶夫人，身体肥盛，经候虽调，从未孕育。令仆定方而施转移化机之药，虽从古医书所未载，然可得言也。盖山之不可葬者五：童、断、过、石、独❷。纵有明师，无所施其剪裁。以故女之不可孕，如方书所志生禀之殊，非人工所能改移者，可不更论。若夫生禀不殊，但为形躯所累，而嗣孕终不乏者，古今来不知凡几。第夫妇之愚，天然凑合之妙，虽圣神有不能传者，所以方书缺焉未备耳！仆试言之：地之体本重厚，然得天气以苞举之，则生机不息。若重阴冱寒❸之区，天日之光不显，则物生实罕。人之体中肌肉丰盛，乃血之荣旺，极为美事。但血旺易至气衰，久而弥觉其偏也。夫气与血，两相维附，何以偏衰偏旺耶？盖气为主，则血流；血为主，则气反不流。非真气之衰也，气不流有似于衰耳。所以一切补气之药，皆不可用；而耗气之药，反有可施。缘气得补则愈锢，不若耗之以助其流动之势，久而久之，血仍归其统握之中耳。湖阳公主，体肥受孕，然不能产也。进诸御医商之，得明者定一伤胎之方，服数十剂，而临产始得顺利，母子俱无灾害。盖肥满之躯，胎处其中，全无空隙，以故伤胎之药，止能耗其外之血肉，而不能耗其内之真元也。此用药之妙也。仆仿是意而制方，预为受胎之地，夫岂无术而杜撰乎？然而精诚之感，贯于金石，女之宜男者，先平其心，心和则气和，气和则易于流动充满也。其次在节食，仙府清肌，恒存辟谷❹。宫中细腰，得之忍饥。志壹动气，何事不成耶？而且为斋心积德，以神道之教，补药饵之不逮，有不天人叶应者乎？仆于合浦求珠❺，蓝田种玉❻之举，而乐道之。

胡卣臣先生曰：观此一论，不必问方，而已得其意之所存，破尽寻常窠臼矣。奇创奇创！

【注释】

❶继室：续娶的妻子。

❷山之不可葬者五：童、断、过、石、独。语出自《郭璞葬经》："山之不可葬者五，一曰气以生和，而童山不可葬也；二曰气因形来，而断山不可葬也；三曰气因土行，而石山不可葬也；四曰气以势止，而过山不可葬也；五曰气以龙会，而独山不可葬也。"童山：指没有草木的山。断山：山已挖断。过山：两山之过峡。石山：石头山。独山：只有一座山。此五种山，风水师皆认为不可下葬。

❸冱（hù）寒：指寒气凝结。

❹辟谷：辟谷又称"避谷"、"却谷"、"断谷"、"绝谷"、"休粮"等，即不吃五谷，而是食气，吸收自然之气。是道家修炼的一种方法。

❺合浦求珠：合浦，汉代郡名，在今广西合浦县东北，盛产珍珠闻名海外。此指喻氏使患者如愿怀胎之善举。

❻蓝田种玉：原指杨伯雍在蓝田的无终山种出玉来，得到美好的婚配。后用来比喻男女获得了称心如意的美好姻缘。出自晋·干宝《搜神记》："公至所种玉田中，得璧五双，以聘。徐氏大惊，遂以女妻公。"此亦指喻氏使患者如愿怀胎之善举。

【赏析】

本案妇人身体肥盛，月经亦调，但久不受孕，喻氏认为乃"血旺气衰"之故。气衰非气不足，而指"气不流有似于衰耳"。喻氏列举湖阳公主，体肥受孕，不能产之案例，仿其意而制方，虽未明言组成，推之应为疏肝宁心，行气破滞之品。如此心和则气和，气和则易于流动充满也。除了服药外，喻氏还提出要节制饮食，减轻体重，以"补药饵之不逮"。

单纯性肥胖而导致的不孕，西医学多认为跟内分泌失调有关，患者减轻体重后往往可正常受孕，因此，喻氏提出的节食说法是正确而可行的。但喻氏所言"斋心积德，以神道之教，补药饵之不逮"的迷信说法未免有些欠妥。本案就不孕而言，喻氏治疗的重点在于女方。事实上，从当今医学来看，不孕不育与夫妻双方都有关联，如果双方都有问题，而单治其中一方，这种做法是不科学的。从现今广大中医工作者治疗不孕不育证的经验来看，对于因生殖器质性病变引起的，疗效不佳；而仅是功能性病变引起的，如女性月经不调，男性精子活力较差、畸形率高等，往往坚持服药后可成功受孕。

案 58　华太夫人饵术方论

天御孝廉❶太夫人，宿有胸膈气胀小恙，近臻勿药矣。孝廉膝下承欢，不以三公易一日❷者，今而后喜可知也。然以太夫人福体凝重，惟恐日增一日，转为暮年之累。欲仆订方，及早图之。仆不觉悚然而动于衷，曰：孝廉未尝习医，乃思治未病消未萌，何其深于医旨若是，以知子道之贯彻者，无微不入矣！经曰：阴精所奉者，其人寿。太夫人阴血有余，即年过百岁，而形不衰，此可不问而知者。然形盛须充之以气，而气者渐衰渐耗之物，必欲两得其平，所藉于药力不少耳。况气复有阴阳之别，身半以上阳主之，身半以下阴主之。阴气过盛而乘阳位，则胸膈胀闷不舒，所谓地气上为云者是也。云生而天地之寥阔，顷刻窒塞矣，故阴气不可盛也。阴气盛，势不得不用耗散之药。气日耗，则体日重，又不能兼理之术也。湖阳公主以体盛难产，御医为制枳壳、厚朴等耗气之药，名曰瘦胎散，亦以当其壮年耳。若夫年高气弱之时，而可堪其耗散乎？我仪图之。至人服天气而通神明，只此一语，足为太夫人用药之准矣。盖天食人以五气者也，地食人以五味者也。以地之味养阴，不若以天之气养阳。药力既久，天气运而不积，掣地气以周旋，所谓载华岳❸而不重者，大气举之之谓也。方用茅山苍术一味，取其气之雄烈，可驱阴邪而通天气。《本草》列之上品，《仙经》号为山精者，诚重之也。每岁修事五七斤，每早百沸汤吞下三钱，秋月止服二钱，另用天门冬一钱，煎汤吞下。初服一两月，微觉其燥，服至百日后，觉一日不可缺此矣。服之一年，身体轻健；服之三年，步履如飞。黑夜目中有光，可烛幽隐。所谓服天气而通神明者，其不诬如此。食物诸无所忌，但能稍远肥甘，白饭香疏苦茗，种种清胜尤妙。仆饵术以后，身健无病，今服三十余斤矣！

胡卣臣先生曰：此成方也，用之通天气以苞举乎地，觉制方之人，未必辨此。

【注释】

❶孝廉：是汉武帝时设立的察举考试，以任用官员的一种科目，孝廉是"孝顺亲长、廉能正直"的意思。后来"孝廉"这个称呼，也变成明朝、清朝对举人的雅称。

❷不以三公易一日：三公为古代官名，因朝代不同，其说法各异，详见《辞海》。易，代替之意。不以三公易一日，在此指不肯用三公这样的官位来代替孝养母亲一日。

❸华岳：指西岳华山。

【赏析】

本案喻氏认为华太夫人胸膈气胀小恙乃"阴气过盛而乘阳位"所致，故不可用耗气之药，方用茅山苍术一味，取其气之雄烈，可驱阴邪而通天气。苍术为菊科多年生草本植物茅苍术或北苍术的根茎，前者主产于江苏、湖北、河南等地，以产于江苏茅山一带者质量最好，故名"茅苍术"。苍术辛、苦、温，归脾、胃经，有燥湿健脾，祛风除湿的功效。

本案华太夫人家境殷实，养尊处优，"即年过百岁，而形不衰"。案中虽未言舌脉，但据此推知，必有湿邪内阻，气机不畅的内因。故喻氏单用苍术一味，燥湿健脾，让患者长期服用；然又恐久用燥湿太过而伤阴，故"另用天门冬一钱，煎汤吞下"。如此实邪得去，气机调畅，则身体轻健，身体无恙。文中讲到患者服用三年后步履如飞，双目有光、可烛幽隐的表现自然有夸大之嫌。但苍术有明目之用，在《普济方》中早有记载，其用苍术、熟地为末，酒糊丸梧子大，每温酒下三五十丸，日三服。有补虚明目，健骨和血的作用。当今临床医家也用苍术配伍其他中药，治疗夜盲症及眼目昏涩症。现代对苍术的药理学研究表明，其挥发油中含有少量苍术酮、维生素 A 样物质、维生素 B 及菊糖等物质，可能与其明目的作用有关。

案 59　陆子坚调摄方论

子坚玉体清和，从来无病。迩因外感之余，益以饥饱内伤，遂至胸膈不快，胃中隐隐作痛，有时得食则已，有时得食反加。大便甚艰，小水不畅。右关之脉，乍弦乍迟，不相调适，有似锢疾之象。用药得当，驱之无难。若岁久日增，后来必为大患。大意人身胃中之脉，从头而走于足者也。胃中之气，一从小肠而达于膀胱，一从小肠而达于大肠者也。夫下行之气，浊气也。以失调之故，而令浊气乱于胸中，干其清道，因是窒塞不舒。其始本于病时，胃中津液，为邪火所烁，至今津液未充，火势内蕴，易于上燎。所以得食以压其火则安。然邪火炽，则正气消。若食饮稍过，则气不能运转其食，而痛亦增，是火不除则气不复，气不复则胃中清浊混乱，不肯下行，而痛终不免也。病属胃之下脘，而所以然之故，全在胃之中脘。盖中者，上下四傍之枢机。中脘之气旺盛有余，必驱下脘之气，入于大小肠，从前后二阴而出，惟其不足，所以反受下脘之浊气而挠指也。夫至人之息以踵，呼之于根，吸之于蒂者也●。以浊气上干之故，究竟吸入之气，艰于归根。且以痛之故，而令周身之气，凝滞不行，亦非细故也。为订降火生津下气止痛一方，以为常用之药。尚有进者，在先收摄肾气，不使外出，然后浊气之源清，而膀胱得吸引上中二焦之气以下行，想明哲知所务矣！

胡卣臣先生曰：言一病即知其处，既知其处矣，又知其上下正反之因，犹珠玉之光，积而成照，非有意映重渊连赤极也。

【注释】

❶夫至人之息以踵，呼之于根，吸之于蒂者也：此指呼吸深长。

【赏析】

本案陆氏患胃痛之证，"有时得食则已，有时得食反加"。伴胸膈不快、大便甚艰、小便不畅、右关脉乍弦乍迟等症。喻氏认为患者胃痛乃"胃中津液，为邪火所烁"，导致津液不足，胃火上燎。之所以进食后稍安，是因为食物压制了胃火。而有时进食后胃痛反增，是因为进食过多，脾胃失于转运，气机不畅，因此疼痛加重。胃居中焦，为"上下四傍之枢机"，胃失肃降，而浊气上逆，清浊不分，气机不畅，故而胸膈不快；胃火偏盛，津液耗伤，肠道失濡，故大便甚艰、小便不畅。因此，治疗的重点在于胃中邪火，喻氏采用降火生津下气止痛之法，是为恰当之法。

案60　与黄我兼世兄书

尊夫人惊痰堵塞窍隧，肝肺心包络间，无处不有，三部脉虚软无力，邪盛正衰，不易开散。有欲用涌剂稍吐十分之三，诚为快事。弟细筹之，此法殆不可行。盖涌法正如兵家劫营之法，安危反掌，原属险道，况痰迷不过片晌耳！设以涌药投之，痰才一动，人即晕去，探之指不得入，咽之气不能下，药势与病势相扼，转致连日不苏，将若之何？无已。如丹溪所云，惧吐者宜消息❶下之乎！不知窍隧之痰，万不能导，即导之下行，徒伤脾气，痰愈窒塞，此法亦不可用也。为今之计，确以理脾为先。脾气者，人身健运之阳气，如天之有日也。阴凝四塞者，日失其所；痰迷不省者，脾失其权耳。理脾则如烈日当空，片云纤翳，能掩之乎？其次莫如清肺。肺为将帅之官，气清则严肃下行。气下行，则痰之藉为坚城固垒者，方示以暇，而可用其攻击之力。所谓攻坚则瑕者亦坚，攻瑕则坚者亦瑕是也。今四末肿麻，气壅已甚，尤不可不亟亟矣。其理脾之法，须药饵与食饮相参，白饭、香蔬、苦茗，便为佳珍，不但滑腻当禁，即粥亦不宜食，以粥饮之，结为痰饮易易耳。不但杂食当禁，即饭食亦宜少减，以脾气不用以消谷，转用之消痰，较药力万万耳。其辛辣酒脯，及煎煿日曝之物，俱能伤肺，并不宜食。至于用药，弟自有节次❷矩矱❸，俟日渐轻安，来春方奏全最也。缘此病人不识治，前贤亦未见高出手眼。弟思之累日，窃以为要领在是。所以必欲持久者，与金城方略❹同意。且先除胁从，后歼巨魁，自势所不易捷得之事，惟台兄裁酌进教，毋谓小恙过矜，迂远不切。幸孔❺幸孔！

惊痰之来，始于肝胆。冬月水气归根，不敢攻治，故但以理脾药平调。必至春月木旺，才用四君子汤加龙胆草、芦荟、代赭石、黄连、青黛等药为丸，服之，痰迷之证，果获全瘳。此后不发。

胡卣臣先生曰：情形方略，指画无遗，古名将中求其人，不可多得也。

【注释】

❶消息：斟酌之意。

❷节次：程序，次序。

❸矩矱：规矩，法度。出自《楚辞·离骚》："曰勉升降以上下兮，求矩矱之所同。"

❹金城方略：金城，指用金属铸成的坚固城墙。方略，计划，计谋。此指治疗痰证之策略。

❺幸孔：指幸甚。

【赏析】

本案黄氏之妻患惊痰之证。何谓惊痰？乃痰证之一，指因痰迷心窍而致心痛、惊悸、怔忡、昏迷等证者。如《证治汇补·痰证》："迷于心为心痛，惊悸，怔忡，恍惚，梦寐奇怪，妄言见祟，癫狂痫喑，名曰惊痰。"亦指因受惊痰结，胸腹有块，跳动而痛，或成癫痫者。如《杂病源流犀烛·痰饮源流》："惊痰，因惊痰结成块在胸腹，发则跳动，痛不可忍，或成癫痫，在妇人多有此证，宜妙应丸。"本案患者惊痰之证应属前者。

喻氏认为患者惊痰之因始于肝胆，肝胆之火上扰而夹痰，堵塞窍隧，故而出现痰迷而神志不清之象。故治疗当清泻肝胆之火的同时，兼以健脾化痰。但因发于冬月，"水气归根，不敢攻治，故但以理脾药平调"。

有人提出可使用吐、下等法治疗，但喻氏认为患者"三部脉虚软无力，邪盛正衰"，不宜使用攻伐之法。为今之计，确以理脾为先，脾运则痰消。此外，喻氏还指出要清肺，肺清则气下行。除了服药外，喻氏还提出"药饵与食饮相参"的观点。在饮食上要清淡，禁食滑腻、油荤、辛辣、酒脯、煎炸之物，且应适当减少饮食，使"脾气不用以消谷，转用之消痰"。这种治病与调养相结合的思想，可供广大同道借鉴和学习。

案61　辨黄鸿轩臂生痈疖之证并治验

黄鸿轩手臂忽生痈疖，蔓肿无头，痛极莫耐。外科医者，咸谓热毒所致。揆之平素，淡泊明志，宁静居心，绝无生热致毒之因，究莫识其所起也。尊公我兼，谓昌善议病，盍舍樽俎❶而一代庖人❷乎！昌曰：吾议此证，请先为致贺，后乃言之。疮疡之起，莫不有因。外因者，天行不正之时毒也，起居传染之秽毒也；内因者，醇酒厚味之热毒也，郁怒横决之火毒也。治火毒与治诸毒，原自天渊。盖火与元气，势不两立，以寒凉折之，则元气转漓❸矣，鸿轩于四者总无其因，不问知为胎毒之余也。凡人禀受天地之气，有清浊之不同，惟纯粹以精之体，其福泽寿算，俱不可限量。然从父母构精而有身，未免夹杂欲火于形骸，所赖者，惟在痘疮一举，暗将所藏欲火，运出躯外，复其粹精之恒体，如矿金相似，必经红炉煅炼，而渣滓与精莹，始分之为两。吾常以此法观出痘者之眸子，七八日后，眼开之时，黑白分明者，精金也；赤筋红膜包裹者，混金也。至于瞳人模糊，神光不现，则全非金矣。鸿轩幼时出痘太多，元气不能充灌，又为杂证所妨，脏腑中之火毒虽尽，而躯壳间之留滞犹存，所以痘痈之发，必于手足之委中、曲池者，则以零星小毒，无处可容，而潜避于呼吸难到之处耳。今之痈疖，正当委中之穴，其为痘毒何疑。毒伏肘腋之下，原无所害，但粹精之体，微有夹杂，是亦宝鉴之纤尘，白璧之微瑕也。日者太和元气，充满周身，将十五年前之余滓，尽欲化为脓血而出。他人见之为毒，吾早已卜其为兴者机矣。岂有畅于四肢，而不发于事业者哉！治法外用马齿苋熬膏，攻之速破；内用保元汤，托之尽出。仍以痘痈门药为治，即日自当痊愈，必不似疮毒之旷日持久。但不识证，而以治疮毒寒凉泻火诸药投之，适以增楚贻患耳。孰谓外科小恙，可无樽俎折冲❹之人耶！如法治之，溃出脓水甚多，果不用生肌长肉而自愈。

胡卤臣先生曰：以慧心辨证，竟出恒理，而降衷所以不齐，受衷所以相远之故，尽逗毫端。治火一法，矿金一喻，验目一诀，种种指示。俱足令人心开神爽。

【注释】

❶樽俎：青铜器。古代盛酒肉的器皿。樽以盛酒，俎以盛肉。后来常用做宴席的代称。

❷代庖人：出自《庄子·逍遥游》："庖人虽不治庖，尸祝不越樽俎而代之矣。"庖人，指厨师；尸祝，主持祭祀活动的人。本句意指就算厨师不干厨房的话，主持祭祀的人也不会放下自己的主管的事情来替代他的工作。这里指喻嘉言以内科医生的身份来治疗外科病证。

❸元气转漓：指元气如水之流失，意即元气虚衰。

❹樽俎折冲：折冲，使敌人战车后撤，指击退敌军。樽俎折冲，指不以武力而在宴席交谈中制胜敌人。此指善治疾病的高明医生。

【赏析】

本案黄氏手臂生痈疖，蔓肿无头，疼痛难耐。外科医生都认为是热毒导致，而喻氏认为黄氏平素清心寡欲，淡泊名利，非热毒所致，断定为"胎毒之余也"。所谓胎毒，乃父母构精之时夹杂欲火于形骸所致，其在外以痘疮的形式表现出来。黄氏"幼时出痘太多，元气不能充灌，又为杂证所妨，脏腑中之火毒虽尽，而躯壳间之留滞犹存"，所以痘痈发作。因此，喻氏采取外敷与内治并用的方法。外用马齿苋熬膏，以破痈疖。马齿苋酸、寒，有清热解毒，凉血消肿的功效，治疗疮痈肿痛，除煎膏外敷外，还可取鲜品捣汁外涂。

内服保元汤，托余毒外出。喻氏所言保元汤在此案中并未言组成，此方在《博爱心鉴》、《外科正宗》、《种痘新书》、《痘疹仁端录》、《片玉痘疹》等书中均有记载，虽组成不尽相同，但其益气补虚，托毒外出的功效大体相同。如此治之，"溃出脓水甚多，果不用生肌长肉而自愈"。切不可"以治疮毒寒凉泻火诸药投之，适以增楚贻患耳"。

喻氏的胎毒痘疮论，与今之西医理论有所不同。痘即天花，是一种传染病，实与遗传无太大关联。胎毒一说，也多为臆测，并无实际根据。当今患有艾滋、梅毒的孕妇将病毒传染给新生婴儿，或可列为中医胎毒的范畴。不过本案喻氏外用与内服的治疗方法和手段，可为大家临床治疗疮疡肿痛类疾病提供思路和借鉴。

案62　论士大夫喜服种子壮阳热药之误

人生有性分之乐，有势分之乐，有形体康健之乐。性分之乐，四时皆春，万物同体。虽环堵❶萧然，而乐在也；虽五官弗备，而乐在也；虽夷狄❷患难，而乐亦在也。溪山风月，有我便是主人；木石禽鱼，相亲悉为好友。何取溺情枕席，肆志淫佚也哉！即造物小儿，无所施其播弄矣。至于势分之乐，与康健难老之乐，惟福厚者，始兼有之。盖得贵之与得寿，其源若有分合两途，少年苞朴不凋❸，此寿基也，而嫌其精采不露；髫龀❹机神流动，此贵征也，而嫌其浑敦太凿❺。此其间半予天，半予人，而后天奉若之功，不知费几许小心，然后可凝休而永命。故在得志以后，既知此身为上天托界❻之身，自应葆精啬神，以答天眷。若乃女爱毕席，男欢毕输，竭身中之自有，而借资于药饵，责效于眉睫，致宵小无知之辈，得阴操其祸人之术，以冀捷获，虽前代之覆辙皆然，而今时为益烈矣！盖今者雍熙❼之象，变为繁促。世运已从火化，复以躁急之药济之，几何不丧亡接踵乎！此道惟岐黄言之甚悉，但仕宦家不肯细心究讨耳。其云：凡阴阳之道，阳密乃固，两者不和，如春无秋，如冬无夏，是故因而同之，是谓圣度。此段经文，被从前注解埋没，不知乃是明言圣人于男女之际，其交会之法度，不过使阳气秘密，乃得坚固不泄耳。

然而阴阳贵相和,有春无秋,是无阴也;有冬无夏,是无阳也。所以圣人但调其偏,以归和同,允为交会之法度而已。夫圣人太和元气,生机自握。我观夫调琴弄瑟❽,考钟伐鼓,虽闺坤之性情克谐❾,而况于己身之血气;礼陶乐淑❿,仁渐义摩⓫,虽民物之殷阜坐致,而况于一人之嗣⓬胤。所以凡为广嗣之计者,其用药之准,但取纯正以召和,无取杂霸以兆戾也。而经文又云阴平阳秘四字,尤足互畅其义。盖阴得其平,而无过不及,然后阳得其秘,而不走泄也。此可见阳之秘密,乃神圣交会所首重。然欲阳之秘密,即不得不予其权于阴。正以阳根于阴,培阴所以培阳之基也。今人以峻烈之药,劫尽其阴,以为培阳。益以房帏重耗,渐至髓消肉减,神昏气夺,毛瘁色夭,尚不知为药所误,可胜悼哉!向见一浙医宋姓者,在京师制成大颗弹丸,遍送仕宦,托名脐带、胎发,其实用炼过硫黄在内,服之令人阳道骤坚可喜,未几燥病百出。吾乡诸大老受其祸者,历历可指。近游鹿城,闻张鸿一孝廉,以进红铅伤脑,而日夜精流不止。盖脑为髓海,脑热而通身之髓尽奔。究竟热未除而髓先竭,骨痿艰行矣。至娄过天如先生旧宅,见鼻中浊涕,凡落板壁者,深黄之色,透入木中,铲刷不除。询之,亦由服种子热药所致。后以伤风小恙,竟至不起。噫嘻!脑热已极,蒸涕为黄,出鼻之热,尚能透木,曾不省悟。至热极生风,尚治外而不治内也,复何言哉!吾乡刘石闻先生,服热药而病消渴,医者邓橘存,坚令服六味地黄汤千剂,果效。盖得于壮水之主,以制阳光之旨也。高邮袁体仁种子经验方,皆用阴阳两平之药,盖得于阴平阳秘之旨也。此老于医而审于药者,因并表之。又方士⓭取黑铅之水,名为神水金丹以惑人。凡痰火之病,初得其下行之力,亦觉稍爽,而不知铅性至燥,转致劫阴,为害反大。又有用蒸脐之药,名彭祖接命之法者。夫脐为人之命根,以麝香、硫黄、附子等大热散气之药,加艾火而蒸灼,幸而不中真气,尚无大害。若蒸动真气,散越不收,扰乱不宁,有速毙耳!闻娄中老医穆云谷,常诲人曰:蒸脐一法,有损无益,断不可行。旨哉言矣!亦并表之。

胡卤臣先生曰:艰嗣之故有五:一曰性偏刻,好发人阴私;一曰好洁,遇物多不适意处；一曰悭吝，持金钱不使漏一线；一曰喜娈童，非其所用，肝筋急伤；一曰多服热药，铄真阴而尽之。嘉言此论，曲畅经旨，以辟方士之谬，而破轻信之惑，真救世之药石也！

【注释】

❶环堵：四周环着每面一方丈的土墙。形容狭小、简陋的居室。

❷夷狄：古称东方部族为夷，北方部族为狄。常用以泛称除华夏族以外的各族。

❸芘朴不凋：芘，无知，浑然。朴，质朴，纯朴。芘朴不凋，指浑然纯朴的元气不会衰败。

❹髫龀：音 tiáochèn，指幼年。

❺浑敦太凿：指聪明太过。

❻畀：音 bì，给予之意。

❼雍熙：和乐升平之意。

❽调琴弄瑟：语出《诗·小雅常棣》：“妻子好合，如鼓琴瑟。”比喻夫妇感情融洽。

❾克谐：指能够和谐。克，能。谐，和谐，有圆满、顺利的意思。

❿礼陶乐淑：以礼来陶冶，以乐来化善。

⓫仁渐义摩：即渐仁摩义。渐：浸渍；摩：磨砺。用仁惠浸润人们，用节义砥砺人们。形容用道德教育百姓。

⓬嗣：子孙后代。

⓭方士：我国古代好神仙方术的人。此指骗钱的江湖术士。

【赏析】

士大夫指封建社会官吏或有较高声望、地位的知识分子，这类人位居高层，生活富庶，养尊处优，妻妾较多，房帏之事过度，最终因肾阴肾阳耗损过度而出现阳痿不举的男科病证，严重者，连繁衍子嗣都成问题。而当时的江湖术士或道德败坏的医生为了一己私利，投其所好，让其服用所谓的种子壮阳药。但此种药物峻烈太过，易耗竭真阴，不但种子不成，久服则"髓消肉减，神昏气夺，毛瘁色夭"，害人至深！

针对此种不正之风，喻氏认为治疗的关键在于"阴平阳秘"四字，"盖阴得其平，而无过不及，然后阳得其秘，而不走泄也。"因此治疗上应采取平补阴阳的方法，温阳与滋阴并举，这才是正确的治法。笔者在临床所见我校（湖北中医药大学）老专家所治男性不育成功的患者，皆在滋补肝肾之阴的基础上少佐温补肾阳之药，以期阴中求阳，阴阳双补，患者每在服用半年至一年草药后均能成功生育，由此可见古人所言非虚。

案63　论治伤寒药中宜用人参之法以解世俗之惑

伤寒病有宜用人参入药者，其辨不可不明。盖人受外感之邪，必先发汗以驱之。其发汗时，惟元气大旺者，外邪始乘药势而出。若元气素弱之人，药虽外行，气从中馁，轻者半出不出，留连为困；重者随元气缩入，发热无休，去生远矣！所以虚弱之体，必用人参三五七分，入表药中，少助元气，以为驱邪之主，使邪气得药，一涌而去，全非补养虚弱之意也。即和解药中，有人参之大力者居间，外邪遇正，自不争而退舍。设无大力者当之，而邪气足以胜正气，其猛悍纵恣❶，安肯听命和解耶？故和解中之用人参，不过藉之以得其平，亦非偏补一边之意也。而不知者，方谓伤寒无补法，邪得补弥❷炽，断不敢用。岂但伤寒一证，即痘疹初发不敢用，疟痢初发不敢用，中风、中痰、中寒、中暑及痈疽产后，初时概不敢用，而虚人之遇重病，一切可生之机，悉置之不理矣。古今诸方，表汗用五积散、参苏饮、败毒散，和解用小柴胡汤、白虎汤、竹叶石膏汤等方，都用人参，皆藉人参之力，领出在内之邪，不使久留，乃得速愈为快，奈何世俗不察耶！独不见感入体虚之人，大热呻吟，数日间烁尽津液，身如枯柴。初非不汗之，汗之热不退；后非不和之下之，和之下之，热亦不退。医者技穷，委身而去。不思《内经》所言，汗出，不为汗衰者死，三下而不应者死，正谓病人元气已漓，而药不应手耳！夫人得感之初，元气未漓也，惟壮热不退，灼干津液，元气始漓。愚哉愚哉？

倘起先药中用人参三五七分，领药深入驱邪，即刻热退神清，何致汗下不应耶？况夫古今时势不同，膏粱藜藿❸异体。李东垣治内伤兼外感者，用补中益气，加表药一二味，热服而散外邪，有功千古，姑置不论。止论伤寒专科，从仲景以至于今，明贤方书充栋，无不用人参在内。何为今日医家，单单除去人参不用，以阿谀求容，全失一脉相传宗旨。其治体虚病感之人，百无一活。俟阎君对簿日知之，悔无及矣。乃市井❹不知医者，又交口劝病人不宜服参，目睹男女亲族死亡，曾不悟旁操鄙见害之也。谨剖心沥血相告，且誓之曰：今后有以发表和中药内，不宜用人参之言误人者，死入犁耕地狱。盖不当用参而用之杀人者，皆是与黄芪、白术、当归、干姜、肉桂、大附子等药，同行温补之误所致。不与羌、独、柴、前、芎、桔、芷、芩、膏、半等药，同行汗、和之法所致也。汗、和药中兼用人参，从古至今，不曾伤人性命，安得视为砒鸩刀刃，固执不用耶？最可恨者，千百种药中，独归罪人参君主之药，世道人心，日趋于疾视长上，其酝酿皆始于此。昌安敢与乱同事，而不一亟辨之乎！

【注释】

❶猛悍纵恣：指凶猛强悍恣意放纵。此指正气不足，外邪强悍，正不胜邪。

❷弥：更加。

❸藜藿：指粗劣的饭菜。

❹市井：此指不知医的普通百姓。

【赏析】

本文喻氏就当时医家、病家所持"发表和中药内，不宜用人参之言"进行了驳斥。喻氏认为，元气素弱之人，感受外邪，使用发表药发汗时，"气从中馁，轻者半出不出"，邪气留恋不去；"重者随元气缩入，发热无休，去生远矣！"故在和表药中，加用人参，有助于去除半表半里之邪。《伤寒论》小柴胡汤中用人参即是此意。因此，喻氏认为，凡虚弱之体，于表散及和解药中加用人参三、五、七分，可以辅助正气，驱邪于外，"全非补养虚弱之意也"。而且，喻氏举一反三，不但外感可用人参，凡痘疹初发、疟痢初发、中风、中痰、中寒、中暑及痈疽产后，患者有正气不足的内因，只要病情需要，都可适量使用人参，诚为金石之言！

当然，并不是所有的病人都适合使用人参。喻氏就讲到，富贵之人，平素多服参、术，或体质壮实之人外感伤寒，就不适合加用人参。若误服，则"闭门攻之，反遭凶祸"。因此，决不能以此作为伤寒无补法的依据和口实。

附：人参败毒散注验

嘉靖已未，五六七月间，江南淮北，在处患时行瘟热病，沿门阖境，传染相似。用本方倍人参，去前胡、独活，服者尽效，全无过失。万历戊子、已丑年，时疫盛行，凡服本方发表者，无不全活。又云：饥馑兵荒之余，饮食不节，起居不常，致患时气者，宜同此法。

昌按：彼时用方之意，倍加人参者，以瘟气易染之人，体必素虚也。其用柴胡即不用前胡，用羌活即不用独活者，以体虚之人，不敢用复药表汗也。饥馑兵荒之余，人已内虚久困，非得人参之力以驱邪，邪必不去，所以服此方者，无不全活。今崇祯辛巳、壬午，时疫盛行，道殣相藉❶。各处医者，发汗和中药内，惟用人参者，多以活人。更有发癍一证最毒，惟用人参入消癍药内，全活者多，此人人所共见共闻者。而庸愚之人，泥执不破，诚可哀也！又有富贵人，平素全赖参、术补助，及遇感发，尚不知而误用。譬之贼已至家，闭门攻之，反遭凶祸者有之。此则误用人参为温补，不得借之为口实也。

胡卣臣先生曰：将伤寒所以用人参之理，反复辩论，即妇人孺子闻之，无不醒然，此立言之善法也。

【注释】

❶道殣相藉：道殣，指饿死于道路的人。道殣相藉，指病死的人很多，尸体相互折垫。

【赏析】

喻氏为了证明自己的观点，在最后还列举了两个案例作为证明。一为李东垣治内伤兼外感者，用补中益气，加表药一二味，热服而散外邪。二为嘉靖、万历年间，疫病流行，用人参败毒散加减而疗效卓著，服用之人"无不全活"。本文字里行间，无不透露着喻氏对当时医家、病家所持外感不能用人参的错误观点而贻误病情或导致死亡后果的无奈和愤慨，其悲天悯人、救死扶伤之情尽显，这也是他写这篇文章的初衷所在。

案64　详论赵三公郎令室伤寒危症始末并传诲门人

赵景翁太史❶，闻昌来虞❷谈医，一旦先之以驷马。昌心仪其贤，欲敬事而效药笼之用久矣。孟冬末，三公郎令室患伤寒，医药无功，渐至危笃。先日进白虎汤，其热稍缓，次日进人参白虎汤，其势转重，皇皇求医，因而召诊。昌闻其咳声窘迫，诊其脉数无力，壮热不退，肌肤枯涩，沉困不食。语景翁先生曰：此病大难为，惟不肖尚可悉心图成，以报知己。疏方用仲景麻黄杏仁甘草石膏汤四味。先生颇疑麻黄僭汗❸，因问钱宗伯，公郎服西河柳、犀角而疾瘳，今可用乎？昌曰：论太阳阳明两经合病，其症颇似。但彼病秋热，此病冬寒，安得比而同治！况病中委曲多端，河柳、犀角，原非正法，惟仲景麻杏甘石一汤，允为此病天造地设，有一无二之良法。先生龇❹之。其房中女伴，以不省官话，兼未悉昌之生平，争用本地经验名家，乃至服河柳而表终不解，服犀角而里终不解，且引热邪直攻心脏，其颠悖无伦，较胃实谵语更增十倍。医者始辞心偏，不可救药。吁嗟！人心位正中央，皇建有极，而何以忽偏耶？伤寒膀胱蓄血，有如狂一证，其最剧者，间一发狂，旋复自定。即心脏最虚，元神飞越者，间有惊狂卧起不安一证，未闻有心偏之说也。而病者何以得此乎？未几阳反独留，形如烟熏，发直头摇，竟成心绝之候。此段疑案，直若千古不决，孰知有麻杏甘石为持危扶颠之大药也哉！门人请曰：麻杏甘石汤，不过一发表药耳，何以见其能起危困？万一用之罔效，又何以起后学之信从耶！余曰：此渊源一脉，仲景创法于前，吾阐扬于后，如锥入木，如范溶金，所以称为天造地设，有一无二之法，用则必效，确无疑也。

【注释】

❶太史：三代（夏、商、周）为史官及历官之长。后职位渐低，秦称太史令，汉属太常，掌天文历法。魏晋以后太史仅掌管推算历法。至明清两朝，修史之事由翰林院负责，又称翰林为太史。

❷虞：指当今江苏常熟市。

❸僭（jiàn）汗：此指发汗。

❹韪（wěi）：是，对。

【赏析】

本案赵氏之儿媳患伤寒，经白虎汤、白虎加人参汤治疗后不见好转，及喻氏诊治，症见咳声窘迫，脉数无力，壮热不退，肌肤枯涩，沉困不食。喻氏断为此乃太阳阳明两经合病，兼传手太阴肺之病，肺热之症已显，当用辛凉解表，清宣肺热之法，方用仲景麻杏甘石汤。其中麻黄和石膏的剂量比为1:2，两药相合变辛温解表为辛凉透表；麻黄与杏仁相配，能宣降肺气，止咳平喘。只可惜病家并未听从喻氏之言，误服河柳、犀角之药，致表里之病不解，且引热邪直攻心脏，"形如烟熏，发直头摇，竟成心绝之候"。

盖伤寒一证，虽云传足不传手，其实足经而兼手经者恒多。医者每遇足经六传之病，尚尔分证模糊，至遇兼手十二经之证，鲜不五色无主❶矣。足经譬西北也，手经譬东南也。道理之近远不同，势自不能以飞渡。然乘衅召邪，阻险割据，岂曰无之！今病家为足太阳膀胱、足阳明胃，两经合病，既已难任，更加两经之邪，袭入手太阴肺经，所以其重莫支。手太阴肺者，主统一身之气者也，气通则汗出，气闭则汗壅。从前发汗而不得汗，驯至肌肤枯涩，岂非肺主皮毛，肺气壅闭，津液不通，漫无润泽耶？任用柴胡、葛根、河柳辛凉解肌，如以水投石，有拒无纳，职此故耳。

【注释】

❶五色无主：五色，指人脸上的神采；无主，无法主宰。就是"无法主宰"的意思。五色无主用来形容恐惧而神色不定。语出《吕氏春秋·知分》：

"禹南省，方济平江，黄龙负舟，舟中之人，五色无主。"此指面对纷繁的症状，分辨不清，没有主张。

【赏析】

针对伤寒六经疾病传变的问题，喻氏认为伤寒虽云传足不传手，其实足经而兼手经者恒多，本案即是例证。且手经而传手经，其事最便。本案初在手太阴肺，后服犀角传入手少阴心经，而见颠悖无伦之证。

病者为昆邑开府王澄川先生之女，孝敬夙成，皎然与女曜争光。澄川先生，尝患鼻齆，诸女禀之，咸苦肺气不清，鼻间窒塞，所以邪易凑入。才病外感，便当早为足经传手之虑，通其肺气之壅，俾得汗出邪去，始称明哲。此病为足太阳膀胱、足阳明胃，两经合病，则足太阳之邪，由背而贯胸；足阳明之邪，由胸而彻背。肺为华盖，覆于胸背之上，如钱孝廉素无肺患者，病时尚且咳嗽紧逼，岂居尝肺气不清之体，可堪两经之邪交射乎？其用白虎汤，为秋令清肃之药，肺金所喜，故病势稍持。才加人参五分，即转沉重，岂非肺热反伤之左券乎？至于犀角，乃手少阴心经之药，夏月心火亢甚，间有可用，冬月水盛火衰，断非所宜。又况手少阴心经，与手太阴肺经，膜属相联，以手经而传手经，其事最便。所以才一用之，随领注肺之邪，直攻心脏。正如足太阳误用葛根，即领其邪传入阳明之例耳。不然，伤寒之邪，过经不解，蕴祟日久，不过袭入厥阴心胞络已耳，岂有直攻心脏之理哉！吾用麻黄发肺邪，杏仁下肺气，石膏清肺热，甘草缓肺急，盖深识仲景制方之妙，专主足经太阳者，复可通于手经太阴用之，一举而解手足两经之危，游刃空虚，恢恢有余，宁致手复传手，而蹈凶祸乎？乃知肺脏连心，正如三辅接壤王畿❶，误用犀角，领邪攻心，无异献门迎贼。天之报施圣君贤女，抑何惨耶！余非乏才无具者，而袖手旁观，不禁言之亲切，有如子规之啼血❷也已！

【注释】

❶三辅接壤王畿：三辅，西汉时本指治理京畿地区的三位官员，后指这三位官员管辖的地区，隋唐以后称"辅"。王畿，古指王城周围千里的地域。

这里比喻肺和心脏相连。

❷子规啼血：典出《史书·蜀王本纪》，言望帝禅位后化为杜鹃鸟，至春则啼，滴血则为杜鹃花，其声声啼叫是对恋人的呼唤，常用以形容哀痛之极；另传说古代蜀国王杜宇死后变为一只杜鹃鸟，每年春季，杜鹃鸟叫唤人们"快快布谷！"啼得流出了血染红了漫山的杜鹃花。这里意为苦口婆心，不惜多费唇舌。

【赏析】

喻氏在最后一段文字的某些说法值得商榷。如其认为犀角"乃手少阴心经之药，夏月心火亢甚，间有可用，冬月水盛火衰，断非所宜"。对于这句话，我们要活看。夏月心火亢盛，用犀牛角清热解毒当然毫无问题，但如果在寒冬腊月，患者也表现出心火亢盛之证，是不是就不能用了呢？答案显然是否定的。所以，对于寒凉的药物也好，温热的药物也好，我们在临床使用的时候不必拘泥于时令，有是证，用是药，这才是辨证论治的精髓所在！此外，喻氏在论述赵氏之儿媳病情时曾提到患者之父曾"患鼻齄，诸女禀之"的说法，他断定患者肺气不清，易感外邪与此有关。鼻齄又称齄鼻，俗称酒糟鼻，似乎与遗传无太大联系，故而喻氏的推断有些欠妥。

（痘疹）生民切要

案1　种痘后痰火攻心案

四川文宗^❶高受所媳，乃西田庠生^❷林体干女，年十六种痘，起自初八，至十二不能言语，卧不安席，起卧之时，循序不乱。杨橘泉治之不效，问紫姑仙，质以药方。仙曰：操舟者不知把舵之方，焉能令舟就岸，以卸其货？今喻子^❸在此，何不用之？延余看痘，立方与仙合。知其火盛痰生以迷心，是以不能言；热毒攻心，是以坐卧不安。用解肌化毒汤^❹，倍栀子、芩、连，加牛黄一分，三服后，痰吐盈盆而能言，舌黑如茨^❺，痛饮茶五碗，方睡而愈。姑仙吕纯阳赠诗一首，诗曰：蓬岛仙人久慕名，尘凡医类笑无明。金声一振声难敌，玉液金调果有灵。大手挽回春气益，妙剂推转并元宁。先生总合神仙意，莫大阴攻海岛平。

【注释】

❶文宗：文章宗匠。原指众人所宗仰的文章大家。《后汉书·崔骃传》："崔为文宗，世禅雕龙。"清代用以誉称省级学官提督学政，简称"提学"、"学政"。

❷庠生：古代学校称"庠"，故学生称"庠生"，为明清科举制度中府、州、县学生员的别称。庠生也就是秀才之意。

❸喻子：指喻嘉言。

❹解肌化毒汤：为喻嘉言自创方，由防风、荆芥、栀子、连翘、柴胡、前胡、羌活、独活、升麻、丹皮、干葛、白芷、麦冬、赤芍、黄芩、骨皮组

成，心烦，加犀角、黄连。凉后用八物汤。将前药各等份，灯心为引，水煎不拘时服，身凉而止。

❺茨：蒺藜。

【赏析】

本案林氏之女患痘疹之病，发于种痘之后，遂至不能言语，卧不安席，前医治之罔效，及喻氏诊，断定为痰火攻心之证。火邪壅盛，灼津为痰，痰蒙心窍，故不能言语；热毒攻心，心神不宁，是以坐卧不安。喻氏用解肌化毒汤治疗，方中栀子、黄芩、黄连、骨皮、犀角清热泻火、凉血解毒；防风、荆芥、连翘、柴胡、前胡、羌活、独活、升麻、干葛、白芷发散在里之热毒，有火郁发之之义；赤芍清热凉血、散瘀止痛；牛黄既能清热解毒，又能清心豁痰，开窍醒神，一物而双任；以灯心草为引经药，引药力直达病所。如此热毒解，痰火清，心窍开，故三服后痰吐能言，神清安睡而愈。

案2　痘出作泄、脾虚湿盛案

北司马❶西溪公一孙，年甫❷四岁，痘出作泄，脏出二寸，命悬一线，诸医莫治。延余视，余问诸医，咸曰痘痢。余对司马公曰：治症不难，辨症为难，公子水泄，非痢也。公曰：何以知之？余曰：泄白者，乳直出，非伤气也。将饭匙糕❸一合，莲粉二两，加山药五钱，白糖五钱，令乳母嚼而食之。自晨至食，大便已成粪矣。司马公喜甚，询其成功何以如是之速。余曰：脾土恶湿，土宜稼穑而喜甘，饭匙得火气以温脾，是以成功易易耳。

【注释】

❶司马：殷商时代始置，位次三公，与六卿相当，与司徒、司空、司士、司寇并称五官，掌军政和军赋，春秋、战国沿置。汉武帝时置大司马，作为大将军的加号，后亦加于骠骑将军，后汉单独设置，皆开府。隋唐以后为兵部尚书的别称。

❷甫：仅，刚刚。

❸饭匙糕：即焦锅巴。

【赏析】

本案司马西溪公之孙痘出作泄，病势危急，命悬一线，诸医俱谓痘痢撒手莫治。及喻氏诊治，谓曰水泄，非痢疾。因患儿泄出乳白色东西，非大便臭秽、脓血杂下之热毒痢疾的表现，故其断为脾虚湿盛之泄泻。值得一提的是，本案喻氏并未采用传统的口服给药方式，而是让其乳母内服药物，通过乳汁的形式让患儿间接服药，在当时来讲，应该说是一种创举。

喻氏所用治疗药物也很普通。饭匙糕又称锅焦，俗称焦锅巴，性平。《本草纲目拾遗》言其"补气，运脾，消食，止泄泻"。因其焦香入脾，凡脾虚不运、饮食不香，或食不消化，或脾虚久泻者最宜食用。莲粉、山药味甘，有健脾、补虚、止利的作用。本案的关键是抓住了脾虚湿盛这一关键病机，即使病情看似很重，治疗甚易。难怪喻氏有言："治症不难，辨证为难！"

案3　痘出未畅、膝部肿胀案

子于武宁一少女，痘半浆而收，右膝光肿，不能曲直。诸医欲行针灸，余执以为不可。其父疑信相半，女因畏针，勉从吾说。日服养荣汤❶一贴，渐觉症轻，至十日方出脓少许，二十日外复旧❷，始知予言不妄，不然殆矣。

【注释】

❶养荣汤：即人参养荣汤。由人参二钱，黄芪、当归、白芍、白术各一钱，熟地五分，川芎、茯苓各五分，桂心、陈皮、远志、炙甘草各三分，五味子九粒组成。

❷复旧：指恢复正常，疾病愈合。

【赏析】

本案患者痘出未畅，半浆而收，右膝光肿，喻氏虽未明言病机，但从其使用人参养荣汤推知，此案患者痘出未畅，乃气血不足所致，遂致毒邪内聚，因而右膝光肿，不能曲直。人参养荣汤能大补气血，扶助正气，透毒于外，故而仅服一贴，渐觉症轻；十日方出脓少许，毒邪外出；二十日后疾病愈合。本案叙事较简，为省文之写法，除文中所述主症外，当有其他气血虚的表现，如面白唇红，舌黑汗透毛端，食少寒战，顶陷泄泻等，临床可供参考。

案4 痘出后肺寒脾湿案

宪副[1]李渊弟洲，四十外生一子，甫十岁，痘出收完，耳后生一毒，见不甚肿，烂肉沉黑，知因服寒凉过多所致。余悯之，谓必得焮肿，方成脓而愈，若延日久，定生痰喘，人将余言对医言之，不信余言，反谓向已肿矣，尚欲其何如肿耶？余闻而叹曰：死期至矣。一日后果喘作，请余，至半途而返。《内经》曰：脾主肌肉，肺主皮毛。服寒凉过多，肺寒脾湿，安得不痰喘而亡哉？

【注释】

❶宪副：清代都察院副长官左副都御史的别称。

【赏析】

喻氏认为痘疹发病重在脾肺二经，使脾不虚，肺不寒，表里中和，其痘易出，自然靥也。本案患者痘出完毕，忽耳后生一毒，不甚肿，烂肉沉黑，喻氏断为之前过服寒凉药物所致，毒邪虽大清，但余邪未净，脾肺已伤，故而耳后生毒。如何治之？喻氏未明言治法和方药，但从其"必得焮肿，方成脓而愈，若延日久，定生痰喘"的推断来看，大致应使用温运脾肺之法及补气托毒之药，如此余邪得清，脾肺功能正常，才不致出现"痰喘而亡"的后果。

案5 脾虚痰湿、热毒入肺案

姜学士思艺一孙，种痘方见点，痘母生于咽喉，颈大于面，仓皇无措，延余视。余曰：非下不能散，恐加痰喘不治矣。学士坚执不可。至晚，痰喘作，公子慌甚，谓曰：事当从权，以行下药私与之可乎？余曰：可。果以通圣散❶，倍硝黄下之。次早，肿毒已消，反为轻症。以告学士，学士叹曰：幸公行权，若执不可下，几误大事。

【注释】

❶通圣散：由麻黄、大黄各五分，朴硝一合组成，水煎服。

【赏析】

夫斑者，有色点而无头粒者是也。本案患者痘方见点，且生于咽喉，颈大于面，漫肿而无头粒，应属于痘斑范畴。喻氏认为痘斑的产生，源于饮食过多，伤于足太阴之脾土，热积于手太阳之心火，入于手太阴之肺金，故放点而斑生，出于腰肾皮毛之间，从胸背络颈而入腹者死。脾伤则生湿，热毒入肺则灼津生痰，因此，喻氏认为"非下不能散，恐加痰喘不治矣"。通圣散由麻黄、大黄、朴硝组成，麻黄辛散，发散内郁之邪毒；大黄、朴硝合用，有泻热通便、清火消肿的功效。患者服后的第二天肿毒即消，喻氏辨证之准确，由此可见一斑。

案6　种痘后热毒壅滞之脏结案

建昌悬桂堂李前峰，年三十六种痘，八日内水泄不止，一日夜三十余次，有水无渣，心中懊憹，痘将黑陷，目赤皮红。延余视，余曰：此谓脏结，毒壅不通，非大承气汤不足以济事。众曰：果有此定力乎？余曰：泄有水而无渣，非结而何？乃以承气汤❶一服，下结粪如拳，三五块，坚硬如石，下后思食，痘转黄而泄止。

【注释】

❶承气汤：此指大承气汤。

【赏析】

所谓脏结，在《伤寒论》第128条也有表述，只不过《伤寒论》中的脏结指的是脏气虚寒，阴寒凝结于脏的一种病证。本案李氏病发于种痘之后，水泄不止，但有水无渣，且伴心中懊憹，痘将黑陷，目赤皮红之症，说明其体内有热毒，壅滞不通，喻氏称为"脏结"。此脏结属热实证，根据其大便无渣排出，说明其阳明大肠有燥粪停聚，因此喻氏认为可用大承气汤攻下。服后，果然下结粪如拳三五块，坚硬如石，痘转黄而泄止。因此，患者出现的水泄样便，实乃热结旁流之表现。

案7　误补后邪热内盛、迫血妄行案

武宁三山王氏一子，痘将齐，七日内大便混血而无粪，一下有半碗许，昼夜十余次。初视余以为不治，及询其苗❶下泄，医者误以峻补之药补之，以致血下盈盆。余曰：可救矣！此谓邪热内攻，血故妄行，流入大肠，经非通利莫救也。随以黄连解毒汤❷，加归尾、大黄通导，一服而愈。

【注释】

❶苗：事物的开端。此指下泄的原因。

❷黄连解毒汤：由黄连一钱、黄柏一钱半、黄芩三钱、枳壳半个组成，水煎温服。

【赏析】

痘出将齐而未齐，应属痘发未畅的表现，此时毒热仍在，当禁用补药，否则将有助邪之弊。本案患者痘出将齐，而前医以峻补之药补之，补药虽可补其气血，但在体内毒热未清之时服用，必然会助长邪热。邪热内盛，损伤肠道之络脉，迫血妄行，因而出现大便混血而无粪的便血表现。此时急当凉血解毒，喻氏用黄连解毒汤加味治疗，方中黄连、黄柏、黄芩、大黄清热泻火；归尾、枳壳活血行气，一服即愈。此案也告诫我们，治病之时，当补则补，当攻则攻，如颠倒顺序，必将造成不良后果。

案8　种痘后阴阳两虚案

一少年种痘，收完发渴，将天花粉入大锅，煎数十碗，饮不能止，自投水缸而饮，小便长出，如竹筒建缶之状，上入下出，莫有能治者。余视而叹

曰：虚宜实，宜大补主之，以十全大补汤❶服而愈。

【注释】

❶十全大补汤：由秦归、熟地、人参、川芎、黄芪、焦术、茯苓、白芍、甘草、肉桂组成，水煎服。

【赏析】

本案患者种痘收完后口渴，虽饮天花粉煎煮之药数十碗，但不能止渴，后投水缸而饮，亦觉甚渴，且小便长出，如竹筒建缶之状。按口渴之辨证，一般属实热居多，属虚者较少。若属于实热内盛之津伤口渴，小便应黄且量少，本案虽叙述较简，但从小便长出这一症状来看，基本上可排除实热引起的口渴。因此，喻氏断定此属虚证，宜大补之，当用十全大补汤。十全大补汤源自《太平惠民和剂局方》，有温补气血的功效。本案病发于种痘之后，从口渴的表现来看，似乎仅与膀胱、肾之蒸腾气化异常有关。但根据喻氏观点，痘疹之发与脾、肺关系最为紧密，痘出收完之际，正邪相争，气血耗损过度，阴阳俱虚，脏腑功能失调，津液代谢失常。因此，单独滋阴饮水，难以从根本上根治口渴之症。喻氏所用十全大补汤，实由四物汤合四君子汤加黄芪、肉桂组成，其中四物汤补血，四君子汤健脾，黄芪益气，肉桂温阳。全方阴阳双补，气血双调，因而口渴等症从根本上得以去除。

案9　毒邪内聚及心经火盛案

张方伯二侄种痘，各半月后，一者双目不能开，一者癫狂双目不能闭。余视之曰：开闭之权在我矣。今不能开者，未通大便，名为脏结，是以毒凝不散。以润肠汤一碗许饮之，不半日即大便，熟睡一觉，醒即目开。其不闭者，毒注心经，阴阳交剥，以致癫狂，饮以滋阴降火汤❶，连进二服，则睡而目闭。方伯笑谓余曰：药用合宜，肉汤亦灵矣。

【注释】

❶滋阴降火汤：由当归、熟地、麦冬各一钱，人参、焦术、茯苓、白芍

各八分，黄芩、牛蒡子各五分，川芎、连翘、甘草各三分，牛黄一分，桂圆肉五枚，粳米一撮组成，水煎温服。

【赏析】

本案两名患者均种痘，半月后，一个双目不能开，一个癫狂双目不能闭，二者表现决然不同。喻氏认为，目不能开者，因大便未通，毒邪内聚，是为脏结。大便不通之症，从《伤寒论》六经辨证来看，当属阳明病证范畴。因足阳明经脉起于鼻梁凹陷处两侧，络于目，从缺盆下循胸腹至足。若毒热内犯阳明，腑气不通，浊热循经上扰于目，故双目不能开。目不能闭者，喻氏认为乃毒热注于心经，心经之火内盛，故癫狂，目赤不能闭。因从经络循行来看，手少阴心经起于心中，出属心系，内行主干向下穿过膈肌，联络小肠，其支脉从心系向上，挟着咽喉两旁，连系于目系。治疗上，前者喻氏认为当用攻下之法以泻实热，用润肠汤（药物组成不详），通便润肠；后者可用滋阴泻火、宁心安神之法，方用滋阴降火汤。本案叙事简略，很多伴随症状没有明言，临床上我们在抓主证的同时，一定要注意对伴随症状的辨识，这样才能辨证准确，不致贻误病情。

案10　外感风寒、表里同病案

一少年牧鹅于田坂❶，痘疹及身，初不自觉，值风雨大至，卧田坂中不能行，雨过负归，口吐白沫，两目直视，四肢僵直。余以纸烛照之，痘已见苗矣。余曰：豆苗尚活，岂可置而不救耶？用药不能入，法已穷矣。余思武侯❷之言，用火攻之。于是将灯火自涌泉❸、承山❹、鸠尾❺、脊骨，自下而上，逐节烧之。烧至背心，能作声；至肩井❻，大汗自出，目睛转而出沫止。随进四物十神汤❼，一服而愈，后得转轻。

【注释】

❶坂：山坡，斜坡。

❷武侯：指三国时期的诸葛亮。

❸涌泉：足少阴肾经穴。在足底部，卷足时足前部凹陷处，约当足底第2、3趾趾缝纹头端与足跟连线的前三分之一与后三分之二交点上。足少阴肾经的井穴。

❹承山：足太阳膀胱经穴。在小腿后面正中，委中与昆仑之间，当伸直小腿或足跟上提时腓肠肌肌腹下出现三角形凹陷处。

❺鸠尾：任脉穴。在上腹部，前正中线上，当胸剑结合部下1寸。任脉的络穴，膏的原穴。

❻肩井：足少阳胆经穴。在肩上，前直乳中，当大椎与肩峰端连线的中点上。

❼四物十神汤：由当归、生地、苏叶各一钱，川芎、白芍、升麻、干葛、白芷各五分，香附、陈皮、甘草各三分组成。

【赏析】

治痘自古无火攻，因其极易助长体内毒邪。本案患者痘疹初发，外出牧鹅时值风雨大至，感受风寒后，口吐白沫，两目直视，四肢僵直，且痘已见苗。喻氏发现患者口吐白沫，无从给药，其从卧龙先生"利于水者，必不利火"的说法中得到启发，权宜变通，先用火攻之法去除体内之寒邪。于是将灯火自涌泉、承山、鸠尾、肩井等穴位，由足至胸，由前到后，逐一将各经主要穴位用灯火熏灼，以去除身体内外之寒邪，如此"大汗自出，目睛转而出沫止"。因此时毒邪仍蕴藏于体内，故又用四物十神汤以发散体内热毒邪气，使痘出得畅。方中苏叶、升麻、干葛、白芷在解表散邪的同时托毒外出；当归、川芎、白芍、生地滋阴养血，并可防止耗散伤阴；香附、陈皮、甘草理气健脾，调和诸药。全方补而不滞，辛散而不助热，故而"一服而愈，后得转轻"。

小　结

《（痘疹）生民切要》一书是喻嘉言对痘疹（天花）类疾病辨治的经

验总结，其在书中论述了痘疹原委、预防调理、证候类型、治疗方法、处方用药等方面的内容，非常详尽。喻氏认为小儿痘疹乃五脏六腑、胎养秽液之毒留于命门之内，发于肌肉之间。痘疹之病，归重脾肺二经，脾主肌肉，肺生皮毛，滋养气血，使脾不虚，肺不寒，表里中和，其痘则易出。

　　本书所选的 10 个痘疹病案皆是有证有方的案例，虽未能尽现喻氏的治疗思想，但也可窥见一斑。案 1 为种痘后而出现的痰火攻心之证，喻氏用清热泻火、豁痰开窍、托毒外出的解肌化毒汤治疗。案 2 为痘出后作泄，及脾虚湿盛之证，喻氏用健脾补虚之法的饭匙糕治疗。案 3 为痘出未畅，膝部肿胀之证，喻氏用大补气血、透毒于外的人参养荣汤治疗。案 4 喻氏虽未及诊治，但从行文来看，属痘出后的肺寒脾湿之证，可用温运脾肺之法。案 5 为脾虚痰湿，热毒入肺之证，喻氏用透毒外出、清火消肿的通圣散治疗。案 6 为种痘后热毒壅滞的脏结证，喻氏用攻下实热、荡涤燥结的大承气汤治疗。案 7 为误补后邪热内盛、迫血妄行之证，喻氏用清热解毒、活血导下的加味黄连解毒汤治疗。案 8 为种痘后口渴难忍、小便清长之阴阳两虚证，喻氏用健脾益气、阴阳双补的方法治疗。案 9 共有两个患者，一属毒邪内聚之脏结证，喻氏用荡涤实热的润肠汤治疗；二属心经火盛之目赤不闭证，喻氏用滋阴泻火、宁心安神之滋阴降火汤治疗。案 10 为出痘后外感风寒之表里同病证，喻氏外用灯火熏灼患者体表穴位以散外寒，内用四物十神汤滋阴健脾，托毒外出。纵观喻氏所治的 10 个病案，有虚有实，有寒有热，所用治法既有外治之熏灸法，又有口服之内治法。内治法中，温、清、补、下俱见，灵活多变，充分体现了喻氏"观其脉症、知犯何逆、随证治之"的辨证施治精神。